JN323661

心も体も健康になって、運気も上がる！

メディカル
フラワーセラピー

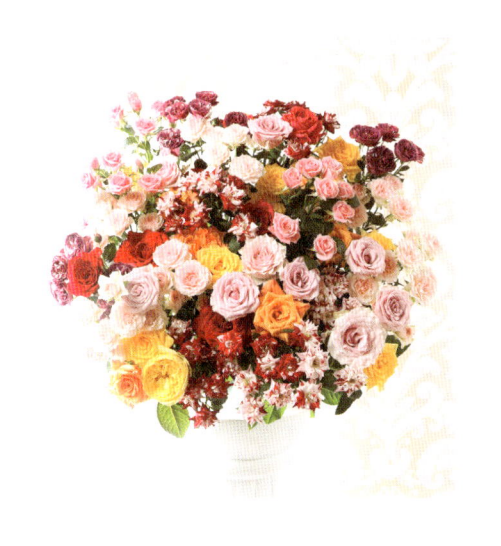

Medical Flower Therapy

假屋崎省吾／孫維良 著

はじめに

　私が日本に来てから30年が経とうとしております。その間に、中国から伝わったであろう東洋医学が、ずいぶんと違った形で日本中に広まっていることに驚きを感じたものです。翻訳の際に誤訳があったためなのか、あるいは独自に進化したためなのかはわかりませんが、いずれにせよ中医学由来の治療方法がかなりみなさんの身近に浸透していることを嬉しく感じております。

　現在でも代替医療のひとつの方法として、漢方や鍼灸、推拿（スイナ）といった中国三大療法が広く一般に見直され、さらに身近な養生法のひとつとして定着しつつありますが、それに加えて新たな補助療法として中国で古くから伝わる花を使った療法を紹介したいと思い、この本を出すことになりました。

　来日してからの長きにわたり、中国古来より伝わる伝統的な花療法の知識をみなさんにお伝えする機会がないかとずっと考えていた矢先に、素晴らしい華道の才能の持ち主である假屋崎省吾先生と出

会って、花をいけて下さることになり、この本が生まれました。

　実は20年ほど前に私は一度『花療法』という名の本を出版しておりますが、その本の中では紹介されなかった内容を、もう一度現在の時代にマッチした、読みやすくて分かりやすいものにアレンジさせていただいたものです。

　この本がメディカルフラワーセラピーの本として新しく生まれ変わって出版できることを、本当に嬉しく思っております。

　ただ、みなさまにお断りしておきたい点がひとつあります。この療法は病気を治す目的ではなく、あくまで症状を緩和させるものであるということです。

　この本を読んで下さったみなさまが、日常生活にもっと花をとりいれて、健やかで楽しい日々を送られることを願ってやみません。

　　　　　　　　　　　　　　　　　　　　　　　　孫　　維良

Contents
目次

はじめに 2

花が持っている「気」とその取り入れ方 6

フラワーセラピーで五感を刺激！ 11

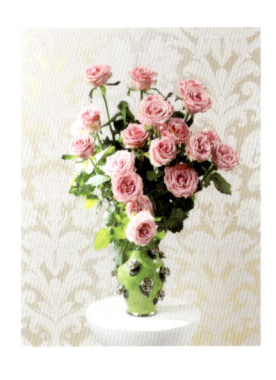

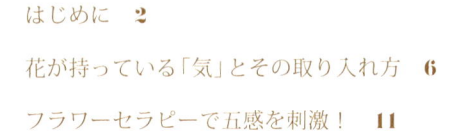

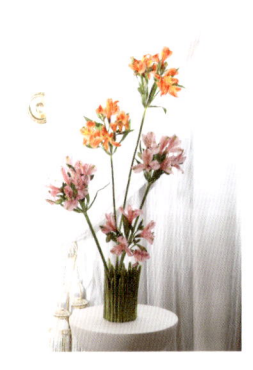

[バラ]……香りの王様　花の女王 12

[アルストロメリア]……背高のっぽ 20

[ガーベラ]……私は私 24

[カーネーション]……母へのオマージュ 28

[カラー]……ハンサムフラワー 32

[グロリオサ]……妖艶 36

[スターチス]……マルチタレント 40

[菊]……素直 44

[デルフィニウム]……地中海のイルカ 48

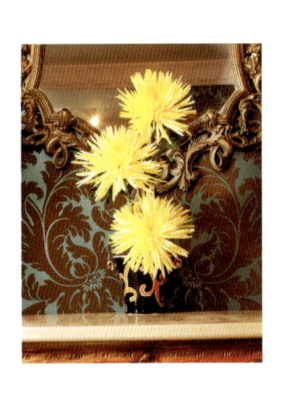

column • お家で簡単いけばな　ワンポイントアドバイス 52

column • 花を使った薬種のお話 54

[ヒマワリ]……真夏の情熱 56

[ユリ]……宝塚歌劇団のスターのごときその姿 60

[ハス]……リインカーネーション 64

[レースフラワー]……助演女優賞 68

[かすみ草]……ついて行きますどこまでも 72

［ケイトウ］……粋（chic） 76

［リンドウ］……昭和の好青年 80

［ハイビスカス］……トロピカルドリーム 81

［牡丹］……百花の王 88

［アジサイ］……七変化 92

column • カーリィのちょっとおフランス♪ 96

［桜］……桜と私 100

［アネモネ］……美少年の花 104

［コスモス］……乙女のごとく 108

［チューリップ］……お花の合唱団（コーラス） 112

［菜の花］……日本の原風景 116

［水仙］……清らかな花 117

［桃］……節句 118

［梅］……母なる梅 119

［ポピー］……はかなさ 120

［スイートピー］……Cheerful flower 121

古今東西のフラワーセラピー 122
花の生理的リラックス効果 124
おわりに 126

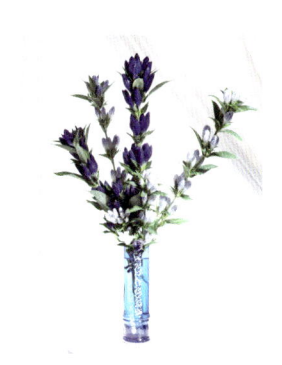

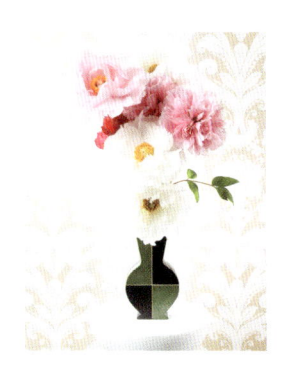

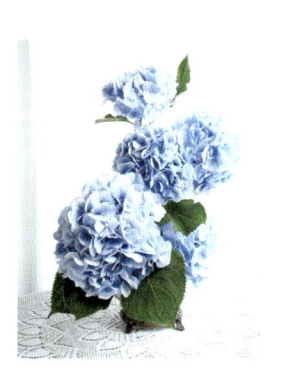

Introduction

花が持っている「気」と
その取り入れ方

　気質、気性、気分、気迫、気力、やる気、元気、勇気、覇気、活気、病気、空気、大気、天気、呑気など、「気」という文字が付く言葉が日本語にも中国語にもたくさんありますが、この「気」とはいったい何なのでしょうか？

　「気」とは英語でいうところのエネルギーです。しかし手に取って触ったりすることが不可能ですから、漠然とした印象を抱かれるのだと思います。でも目に見えなくとも手に取れなくても「気」とは実際に存在するエネルギーの力なのです。

　わかりやすい例として、みなさんがご覧になるテレビですが、電波は見ることはできませんが確実に存在するから画像が映ります。ラジオ放送もそうです。音が聞こえるということは目には見えなくても確実に音波の働きが存在するから聞こえるのです。

　電気もそうです。部屋に明かりを灯したり、触れると感電しますから、実態として目に見えなくても、その存在は確実です。

　人間は、気を十分に取り込んでいれば活気にあふれ元気いっぱいで溌剌としていますが、足りないと枯れて萎れた弱い状態となります。そこで足りない気を補填して癒すと良いのです。

古来中国では植物の力を有効に活用してきました。みなさんご存知の漢方薬の原料も植物由来です。植物の持つ力に注目して花を愛でながら自分に足りない気を補う療法が誕生したのです。

　野に咲く野生の花ほど力強いパワーを持っており、農薬をふんだんに浴びて育った花は残念ながら邪気が増えてしまい力が弱くなってしまいます。できるだけ野生の花や根をしっかりと張った鉢植えなどがお薦めですが、どの花を選ぶかは中国古来の伝統医療の基礎となる陰陽五行を参考に組み立てます。

　五臓五色（肝－青、心－赤、脾－黄、肺－白、腎－黒　※花の場合は紫）が働きの劣る臓器へ穏やかな影響を与えるのです。古来より四季折々の自然環境が人々の肉体的、精神的な健康を司っているという考えから来ています。東洋医学においては自然界と身体の部位が密接に関連を持っていると考えられています。

　五臓はみなさんが思うところの肝臓、心臓、脾臓、肺、腎臓の臓器そのものだけではなく、その臓器と深く関りを持つ広い範囲での機能をも含みます。

Introduction

◎木・木々がのびのびと成長して行く様＝【肝】
……………青色、紫色の花で補う。

臓器の肝臓そのものだけでなく、それと密接な関係を要する経絡をも含めた広い範囲を指すので胆のう、眼、血液循環、精神活動まで含む。
【自覚症状】
眼精疲労、筋肉の痙攣、短気で怒りっぽくなる、イライラする、青白い顔色、爪が弱くなり二枚爪や変形、春の季節の変わり目に体調を崩しやすい。

◎火・炎のごとく上へ立ち昇る力強い様＝【心】
……………青色、赤色で補う。

循環器、舌、小腸、神経系。
【自覚症状】
陽気な性格で赤ら顔、湿度の高さが苦手、口内に熱を持ち苦い食べ物を好む。

◎土・大地のごとく動じず万物を育てる慈愛に満ちる様＝【脾】
……………黄色、赤色で補う。

胃を含めた消化器官、口、代謝機能。
【自覚症状】
疲労を感じると甘味を欲する、顔色が黄色っぽくなる。胃腸が弱い、身体がだるくなり疲れを感じる、口周りの吹き出物、湿度が上がるとリューマチや関節痛になる。

◎金・金属のごとく鋭利でシャープ＝【肺】
……………白色、黄色で補う（ただしぜんそくに関しては紫色で調和を）。

呼吸器、鼻、大腸、皮膚。大きく深く嘆いたり悲しんだりすると影響を受ける。
【自覚症状】
肌色が白っぽくかさかさしやすい、秋の空気で乾燥した季節の変わり目には風邪をひきやすくなったり、呼吸器系の病気を生じやすくなる。肺の機能が劣ると辛いものを欲する。

◎水・下流に流れて行くみずみずしい清流＝【腎】
……………紫色、白色で補う（ただし高血圧は青色で調和を計る）。

腎臓、膀胱、耳、生殖器全般。必要以上の恐怖を感じると多大な影響を受ける。
【自覚症状】
大気が冷え込む冬には身体を芯から冷やすので婦人科系の疾患や冷え性となる。皮膚や顔にくすみが出る。耳鳴りや難聴に悩まされる。塩辛いものを好む。

　このように自分に足りないものを補うことにより、自身に不足している気を花から補点したり、過多であればマイナスしてバランスを取って調整します。植物の力に頼る療法は何も古代中国だけではなく、西洋では花のエキスを蒸留して精油を作り、それを塗るだけではなく飲用して体調を整えてきましたし、近代に入っては英国発祥のバッチ博士が開発した花の波動を転写したフラワーレメディなどがあります。

Introduction

　近年においては人々は人工的な環境に置かれ、自然と乖離した生活を送ることにより多大なストレスを身体の中に蓄積してきたといえます。病気まで進行していなくとも働きが悪くなり、放置すれば本当の病に発展してしまう可能性は高いので、そうなる前に予防できればこんなに素敵なことはありません。病は気からといいますが、まさにストレスの芽を除去することにより、健全な肉体に健全な魂が宿るのです。

　コンクリートジャングルの都市化が必ずしも全てが悪いわけではなく、便利で清潔で安全な面もあります。そこで足りない自然環境を補うことにより、五感が刺激され、ゆったりとした気持ちを整えることができれば言うことはありません。

　ぜひ植物の調整効果の高さを認識して、日々の生活の中に積極的に花と緑を加えてみてはいかがでしょうか？　気が満たされないと気が回らない人となり、不摂生、不健康、不運、不幸と負のエネルギーを引き寄せてしまい、悪循環のスパイラルにはまってしまいます。しかし、足りない気を補い整えていれば、必要以上に緊張して気負うことなく、ご縁あって接することとなった人々に対してもすんなりと気配りができて、気の回る人と高い評価を得ることとなるでしょうから、対人関係もより円満となり良いスパイラルにはまり、チャンスを上手くキャッチすることができるようになります。

　みなさんが植物の持つ素晴らしいエネルギーをたくさん取り込んで、心も体も健康で、気が回る幸せな毎日を過ごしていただければこんなに嬉しいことはありません。

フラワーセラピーで五感を刺激！

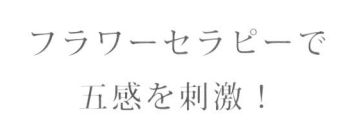

　みなさんはフラワーセラピーと聞いてどんなことを思い浮かべられますか？　植物には大きな力があります。それは人を癒すということです。目には見えないけれども力強く、そして元気と活力を与えてくれるエネルギーがとても豊富です。

　古代エジプトから始まったともいわれているアロマセラピーの精油も植物由来ですし、近代イギリスで発展したバッチフラワーも花の波動を取り込んで精神的な安定に働きかけることができるといわれています。

　古代から自然と共存してきた中国では、すでに1800年ほど前に漢方の名著である『傷寒論』が書かれてテキストとして存在していました。

　『傷寒論』とは陰陽五行をもとに人間の身体を分析して理路整然と漢方療法を記録した書籍であり、現在の中国語においては「傷寒」とはチフスのことを指しますが、当時としては原因不明の難しい病気全般をおそらく傷寒と称したと思われます。

　そんな遠い昔から私たち人間は自然の植物を使って生薬（生薬には動物性、鉱物由来のものもあります）を飲用し健康に役立てて来ましたが、飲用するだけではなく、植物から醸し出される匂いや色も私たちの五感を大いに刺激して心のセンサーをスイッチＯＮにしてくれるのです。

　化学合成によって作成された西洋薬はピンポイントで効果をてきめんに出しますが、その分副作用も強く出ます。しかし自然由来の植物である花のエネルギーは優しく穏やかに心と身体を包みこんでくれます。

　あなたの心と身体を癒してくれる花についてこれからご案内して行きたいと思います。（孫維良）

[バラ]

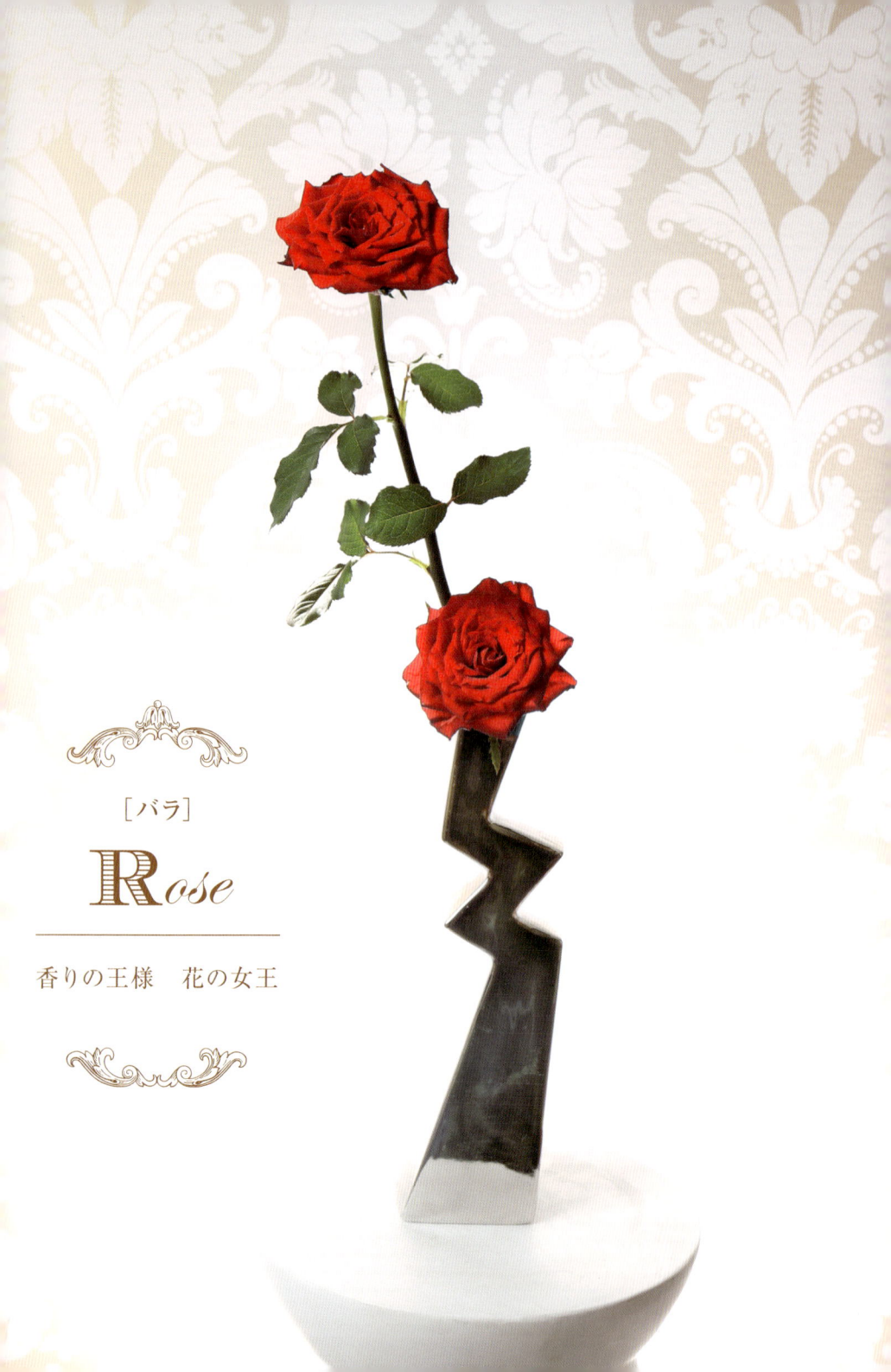

Rose

香りの王様　花の女王

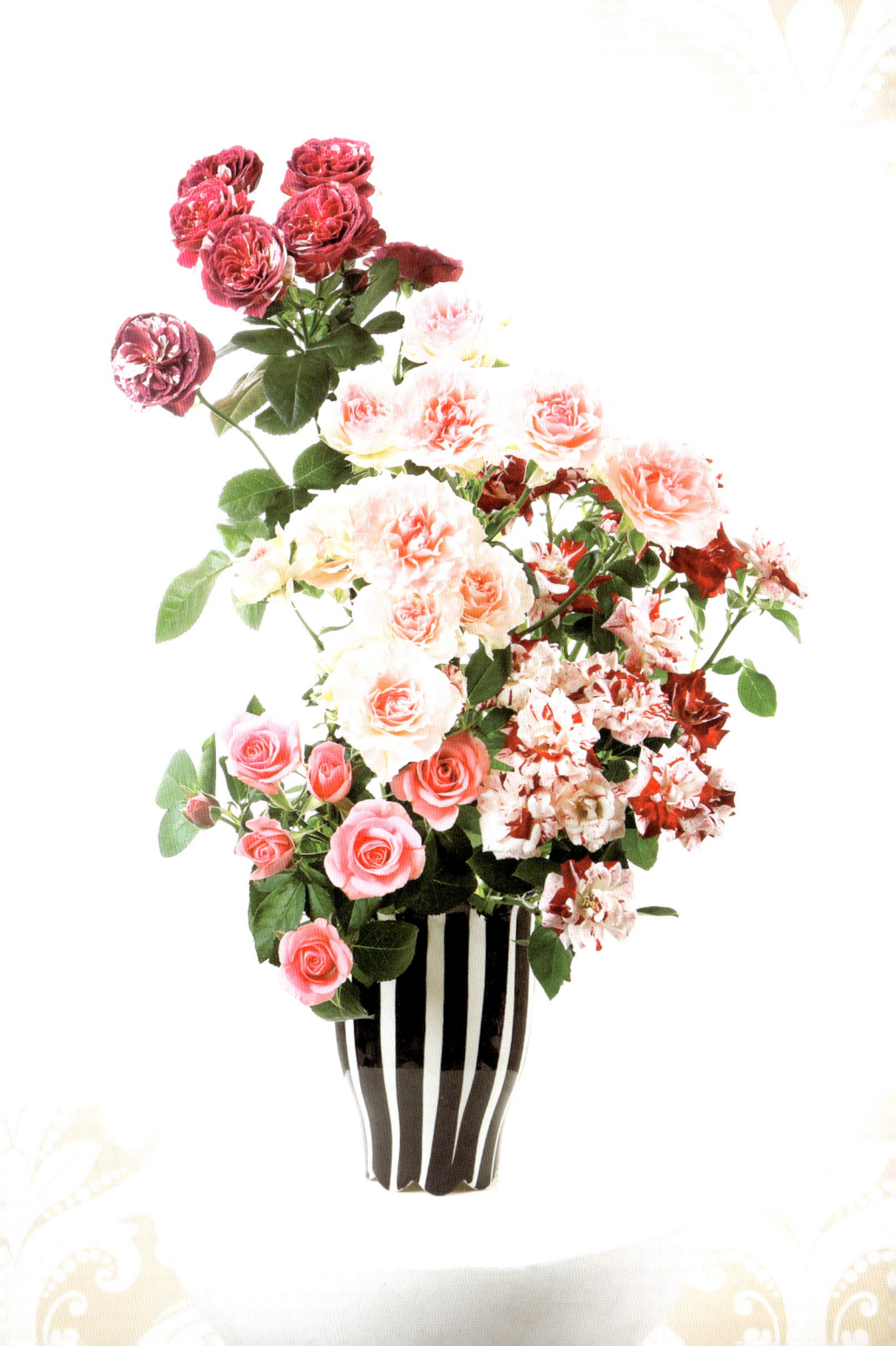

究極の自己犠牲のお花

　バラはその人気の高さから必ず個展でも使います。見て良し嗅いで良しの気高いエレガンスが人を魅了するのだと思います。そんな器量良しで女子力満点のバラですが、究極の自己犠牲の花でもあります。美しいバラには棘があるなどという言われ方をして、美人だけど性格が悪い印象が付いて回るような言われ方ですが、とんでもない話で、自分を投げ出してまで対象となるものを守ってくれるけなげさと博愛が強いお花なのです。

　ヨーロッパの墓地に行くとお墓の両側にバラが植えてあることがとても多いのですが、なぜかわかりますか？　欧米では土葬が一般的でしたからバクテリアの繁殖を抑えるためにバラが植えてあるのです。バラには大変優れた抗酸化能力があり、バクテリアの繁殖を抑えてくれるのです。

　ローマ帝国に君臨したジュリアス・シーザーは、バラの冠をかぶり、バラの絨毯に、バラの噴水のある、天井にバラが描かれた（一説によるとバラのシャンデリアのようなものとか？）そんな空間に生活したといわれているのです。女性趣味？　そうじゃないんです。天下のシーザーだって疫病が怖かったのです。当時は今のような衛生医学は発展していないし、予防医学にだって限界はあったわけで、とにかく疫病なんかにかかるとコロリといってしまう可能性がとても高かったので

Rose [バラ]

香りの王様　花の女王

　すから、権力争いどころではないわけです。できる限りの予防策を張って健康には人一倍気を使っていたのでしょうね。

　そんな事実からラテン語で"SUB ROSA"、英語で"Under the Rose"、直訳すると"バラの下で"という意味で、日本語では"秘密だよ"と表現します。色々と戦略や攻略方法を始め、政治的に重要な話をひそひそとバラに囲まれたこんな状況のもとにやっていたんですね。だからバラの下で交わした会話は口外するでないぞ！　とのことなのでしょう。でもバラの噴水って今でいうとデュフューザーで精油をたいているような状況でしょ？　そんな頃から空気に対する意識が発達していたのには、ただただ驚きです。

　バラは本当に古い時代からあり、原産地がヒマラヤあたりといわれていますが、諸説あります。そのひとつが中国は雲南省ではないかといわれています。中国南部の茶葉古道から交易に出たキャラバンの荷物からバラの種が落ちてあちこちの国にバラを伝え、陸路ヨーロッパまで届いたバラが、今度は北部のシルクロードを通って再上陸したという説です。

　本来はとてもアジアに所縁のあるお花なのですが、その効能に対して積極的に価値を見出したのがヨーロッパだったのかもしれません。

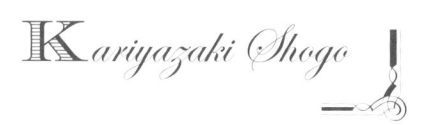

Kariyazaki Shogo

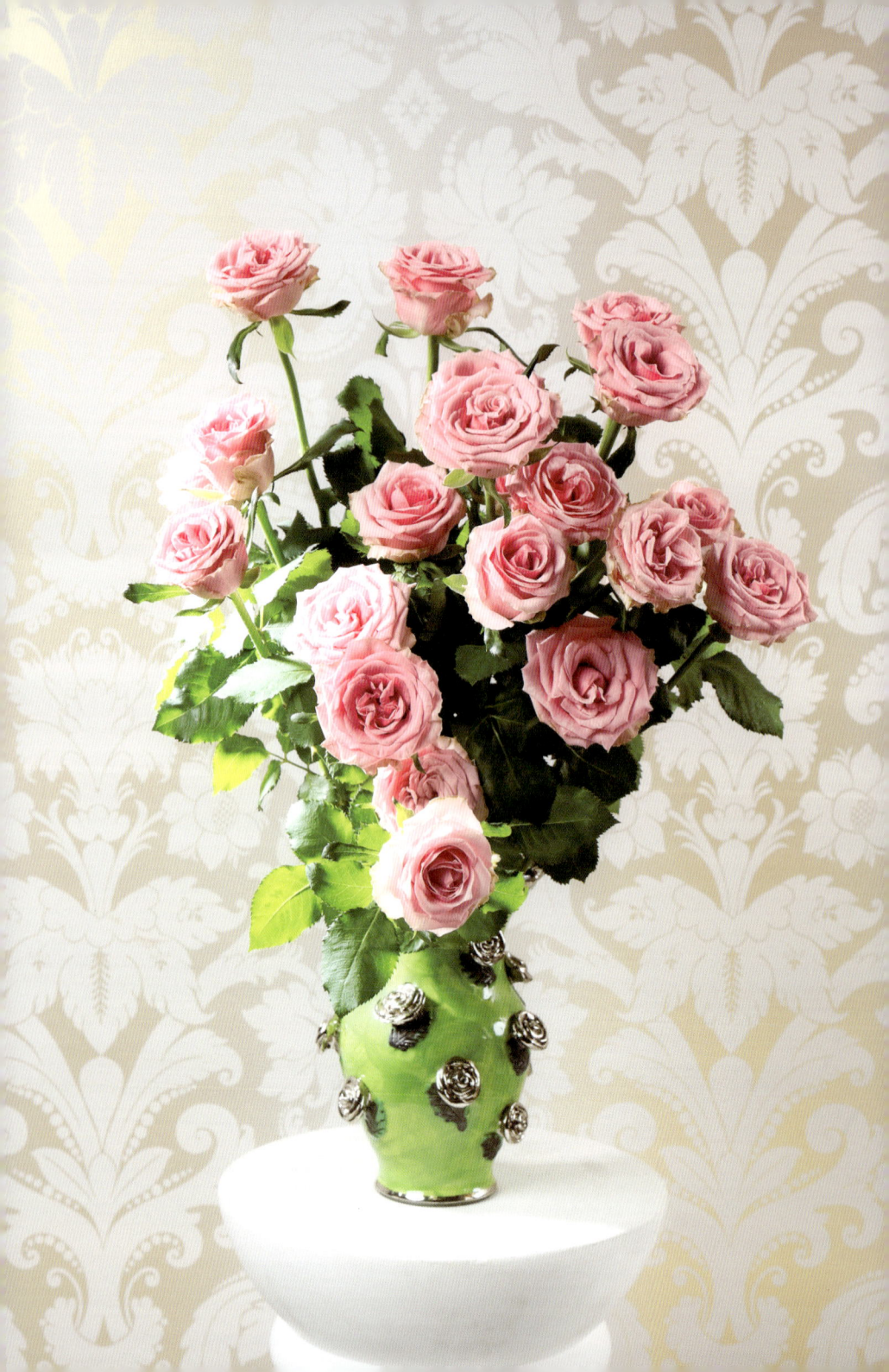

Rose [バラ]

香りの王様　花の女王

腎に強く作用して足りないエネルギーを補う

　バラの香りは、本当にうっとりするほどロマンチックで芳しく、ストレスや不安定な感情を落ち着かせてくれます。バラは腎に強く作用して、足りないエネルギーを補います。心身の疲労を癒し、活気にあふれた伸びやかで明るい気分になることでしょう。また、血液にも作用して血液循環が良くなるとか、乳腺炎が防げるとか、女性にとっては何とも頼りがいのある美しい花です。

　悪い気を寄せ付けないともいいますが、フランスではぶどう畑の四隅には必ずバラを植え、ぶどうに悪い虫が付かないようにバラが自己犠牲となり、自身に虫を寄せ付けてくれます。私たちはバラの犠牲があるからこそ、おいしいワインをいただけるのです。

　バラは、姿かたちのみならず、香りが優れていることは、周知の事実ではありますが、飲食にもとても適していて、健康を保つ上での医薬になる自然物などを網羅した中国の古書『食物本草』にも取り上げられ、バラの花びらを飲食に使用したり、また芳しい香りを嗅ぐことにより、活気が湧いてくるという内容で紹介されています。お茶として飲んだり、お酒に加えたりして、はるか昔から愛され続けてきたエレガントで麗しい花なのです。

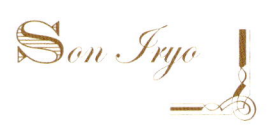

Son Iryo

バラを愛した
ジョセフィーヌ

ナポレオンの最初の妻にして生涯の皇后

　フランス領西インド諸島のマルティニーク島出身のマリー・ジョセフ・ローズ・タシェ・ド・ラ・パジュリは、後にナポレオンの最初の妻となり、ナポレオンにジョセフィーヌと呼ばれるまでは、ローズと呼ばれていました。貴族とは名ばかりのかなり困窮した生活環境のもと育ちましたが、生まれながらの美貌に洗練された物腰や磨かれたファッションセンスゆえ、ナポレオンよりも6歳も年上であり未亡人であったにもかかわらず、すっかり虜にしてしまったのです。

　夫の遠征中に勝手にマルメゾン城を大金で購入し、強大な財力で中東や日本、中国など東洋も含めた世界中から収集したバラで庭を美しく飾り、園芸家・アンドレ・デュポンは、ジョセフィーヌの庇護を受けたことにより、人工交配による新種のバラの誕生に初めて成功しました。

　後の19世紀半ばには庭に咲くバラが250種類以上に増え、大手の種子商ヴィルモランや苗木商デスメが大きく躍進したのは、ジョセフィーヌの存在なしでは語れません。画家ピエール・ジョセフ・ルドゥーテが精密にバラを描き、バラ図鑑を完成させ、後世に記録が正確に伝えられたのもジョセフィーヌの功績が多大であったといえるでしょう。

Rose [バラ]

香りの王様　花の女王

　その後、ナポレオンとの結婚生活に破れ、失意のどん底にあったジョセフィーヌは、さぞやバラに癒されたのではないかと想像できますが、とても不思議なことに新種のバラのネーミングに、自分から愛する夫を奪い取ったオーストリア・ハプスブルグ家の若い皇女マリールィーズの名を付けています。

　その花は、はっきりとしたピンク色の可憐で可愛いオールドローズで、現在でも存在します。果たしてどんな思いを抱いて自身の憎きライバルの名前を付けたのか、今では知る術もなく、謎の女心ですが、なんだか切なくホロリとした気持ちになります。

　バラを愛してやまず、バラのパトロンと呼ばれるようになったジョセフィーヌですが、齢50歳の風薫る5月に体調を崩したことにより波乱万丈でドラマチックな人生の幕を下ろし、現在はリュエイユ・マルメゾンのサン・ピエール＝サン・ポール教会で永遠の眠りについています。

　ジョセフィーヌは華やかで社交的な反面、浪費家で男癖も悪いゆえに離縁されてしまいましたが、生涯"皇后"の称号を持ち続けることを許され、まさに誇り高く咲き誇るバラのような人生を生きたのです。

[アルストロメリア]

Alstroemeria

背高のっぽ

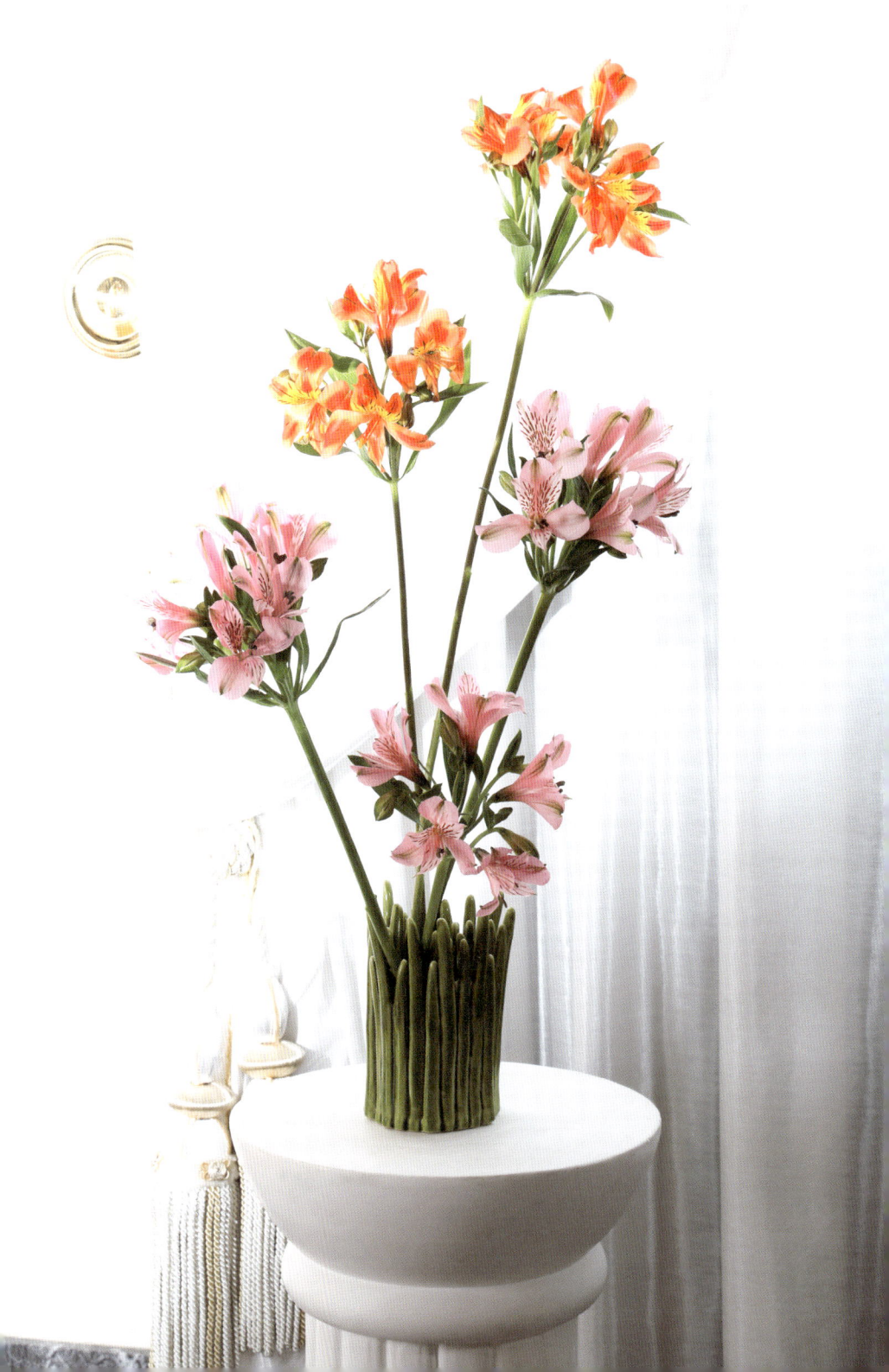

生命力が強いので長期間楽しめる

　アルストロメリアは私が華道家になってからご縁をいただいたお花で、春と秋頃に市場に出回ります。その容姿から和名で「ユリズイセン」と異名を持つユリ科のお花です。長野県などの比較的高原エリアで盛んに生産されています。

　私の母が長野県の飯田出身ですから、子供の頃から長野とは浅からぬ繋がりがありました。とある番組で長野を訪れる機会があり、そこで脱サラしてお花の生産農家の道に入られた方と知り合ったのですが、その方が栽培していたのがアルスロトメリアだったのです。農園に案内されて行きましたら、とても背丈が高くて驚いたものでした。ものすごい迫力でしたよ。背丈ほどもあるお花って想像できますか？

　そんな迫力も兼ね備えたアルストロメリアは、白、ピンク、オレンジ、赤などカラーバリエーションも豊富で、また切り花としての生命力がとても強いので、長期間綺麗な状態を楽しめます。とても取扱いやすいお花でもありますので、私の花教室や個展でも積極的に使わせていただいている花材のひとつです。長野県の生産者が大層品質の良い素晴らしい花卉を生産して下さっていますので、本当に感謝しております。

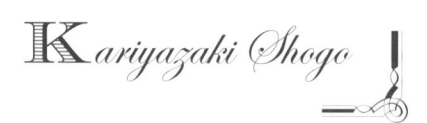

Kariyazaki Shogo

[アルストロメリア]

Alstroemeria

背高のっぽ

冷え性や胃弱などに優しく作用

　中医学でアルストロメリアは、冷え症や胃弱などの症状におだやかに優しく作用し、足りない気を補足してくれるといわれています。白、ピンク、イエロー、赤、オレンジなどカラフルな色があり、その淡い色合いと芳香成分が気となり、胃弱や冷え性の方に効果を発揮してくれます。

　また花枝にはたくさんの花が咲いていますので、飾るととても部屋の中が華やかに包まれて明るい雰囲気になります。背が高く冷寒地に咲くお花で、色彩豊富なのが特徴です。

　南米原産のものが多いので、英名では"インカのユリ"や"ペルーのユリ"とも呼ばれています。中国国内では残念ながら現在あまり栽培されておらず、ほとんどが輸入に限られています。アルストロメリア属の中には時に薬用や食用として使われるものもありますが、一般的に出回っているものは食用としてではなく観賞用のみです。観賞用としての切り花もあまり中国国内では浸透しておらず、現在ではオランダやイギリスで品種改良されたものが日本を筆頭に入ってきているようです。

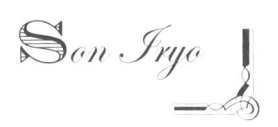

Son Iryo

[ガーベラ]

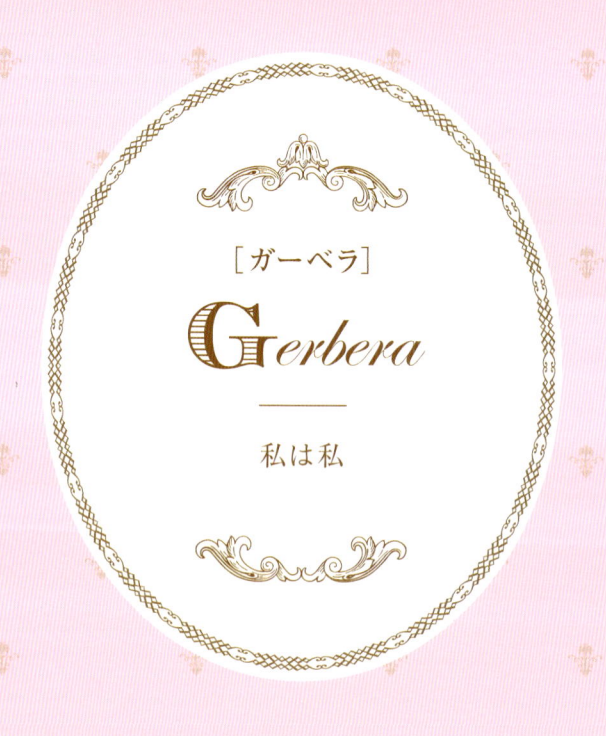

Gerbera

私は私

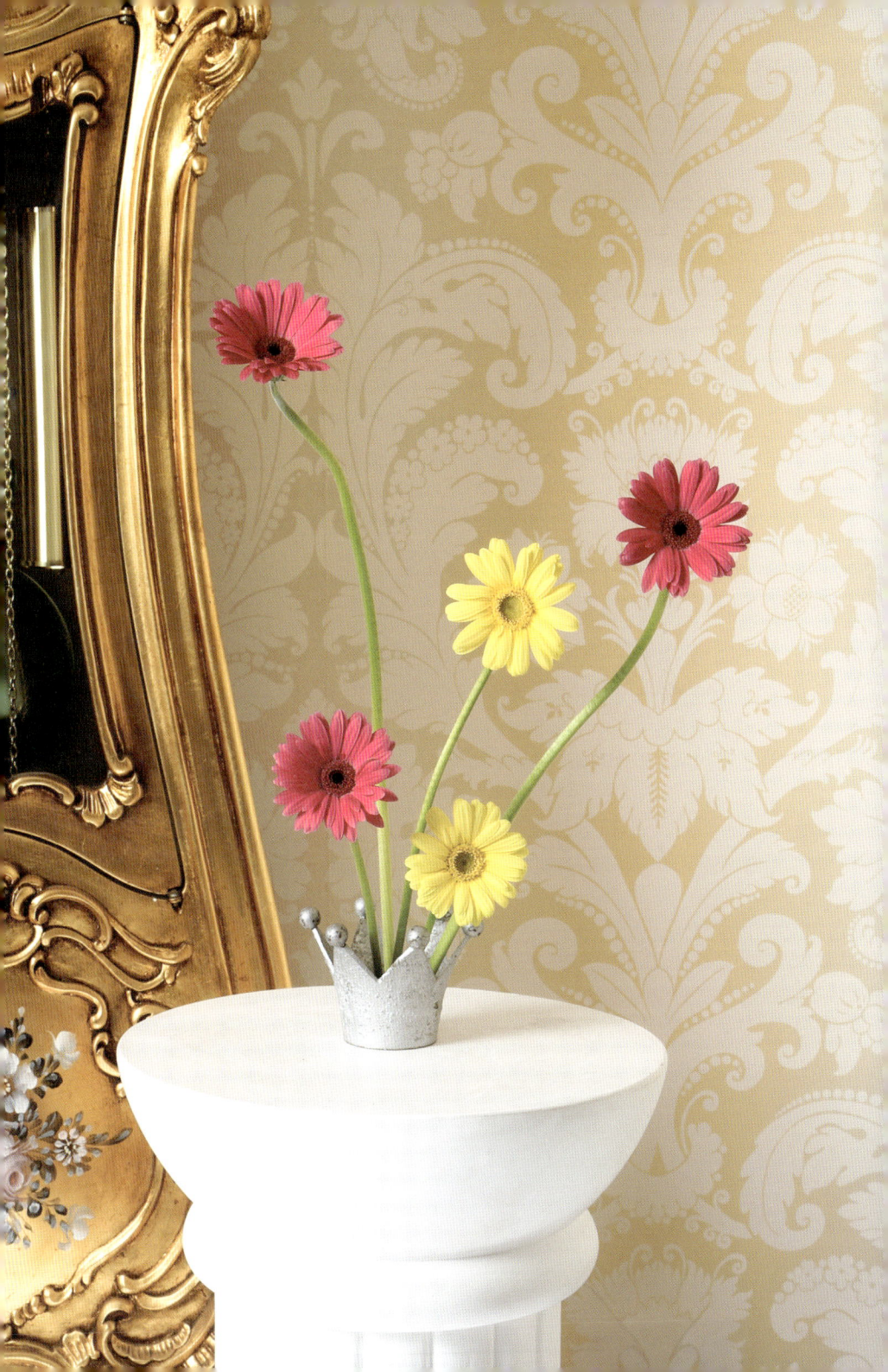

なぜか私とはご縁が薄いお花

　キク科の多年草で、春から秋にかけて咲き、比較的1年を通して入手しやすいお花です。陽気な印象のこのお花は、ドイツ人医師兼植物学者であるガーバー博士が南アフリカで発見したのだそうです。Gerbera（ガーベラ）の名前は、博士のGerberという名前から命名されたと聞いています。

　お花屋さんでは必ずといっていいほど見かけるお花なのに、なぜか私とはご縁の薄いお花なのです。本当に不思議なのですが、個展においては使う頻度も少ないお花で、「なぜ？」と言われてもその理由は自分でもよくわかっていません。もしかすると存在感といいますか主張が強すぎるのかもしれません。花が小さなヒマワリのように一方向を向いているため、まるでガーベラの顔（花）が私の方を見ているように感じるのか、それが主張が強いと思ってしまう理由なのかもしれませんね。

　きっといつの日かぴったりのテーマに巡り合った時に、それは大層な魅力を放った作品としてお目見えすることとなるでしょう。いつかそんな日が来ることを楽しみに待ちつつ、今日もせっせと作品を作り続ける私です。

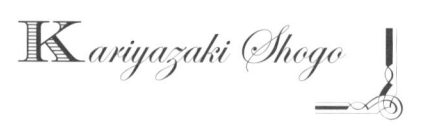

Kariyazaki Shogo

Gerbera [ガーベラ]

私は私

低血圧のエネルギーバランスを整える

　低血圧という状態は中医学から見ると腎陰虚の症状で、わかりやすくいうと老化による乾燥した状態のことを指します。体内に必要な水分が不足しているからといって水分を摂り過ぎてしまうことは、中医学では逆効果を意味しますので注意が必要です。

　低血圧などでお悩みの場合は、お部屋の中に1輪のガーベラを飾るととても良いです。洗面所でもキッチンでも、よく目に入る場所がお薦めです。色は特に赤色や朱色が良いでしょう。ガーベラは花の色によって花言葉が変わるのだそうですが、低血圧の人のエネルギーバランスを整えるといわれている赤いガーベラに関していいますと、『常に前進』、『チャレンジ』といった花言葉を持っています。まるでローマ帝国や、三国時代の血気盛んな兵士のようですが、何となく通じるものを感じますね。まさに腎陰虚に欠けているエネルギーそのものが花言葉にも託されているわけです。

　中国国内では華東、華中などの地域で観賞用として1年を通して栽培されています。

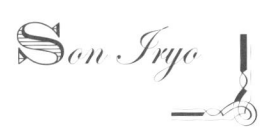

Son Iryo

[カーネーション]

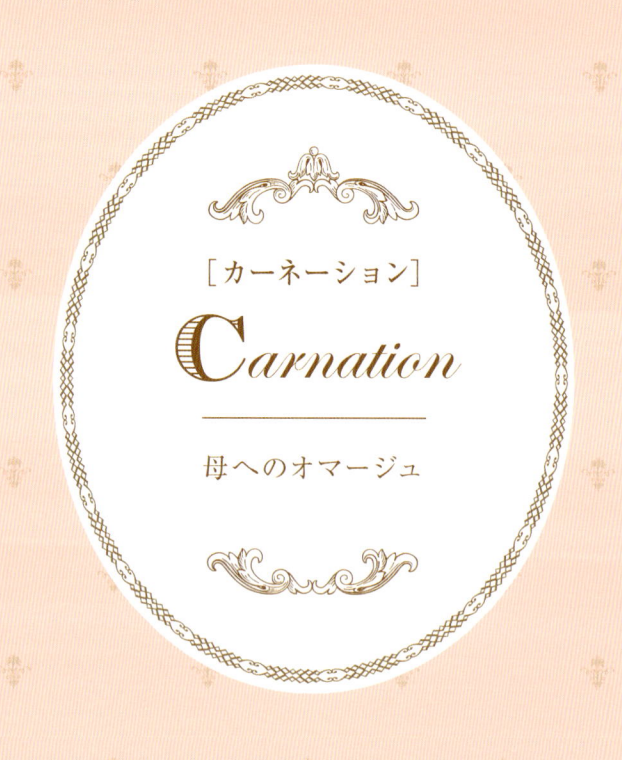

Carnation

母へのオマージュ

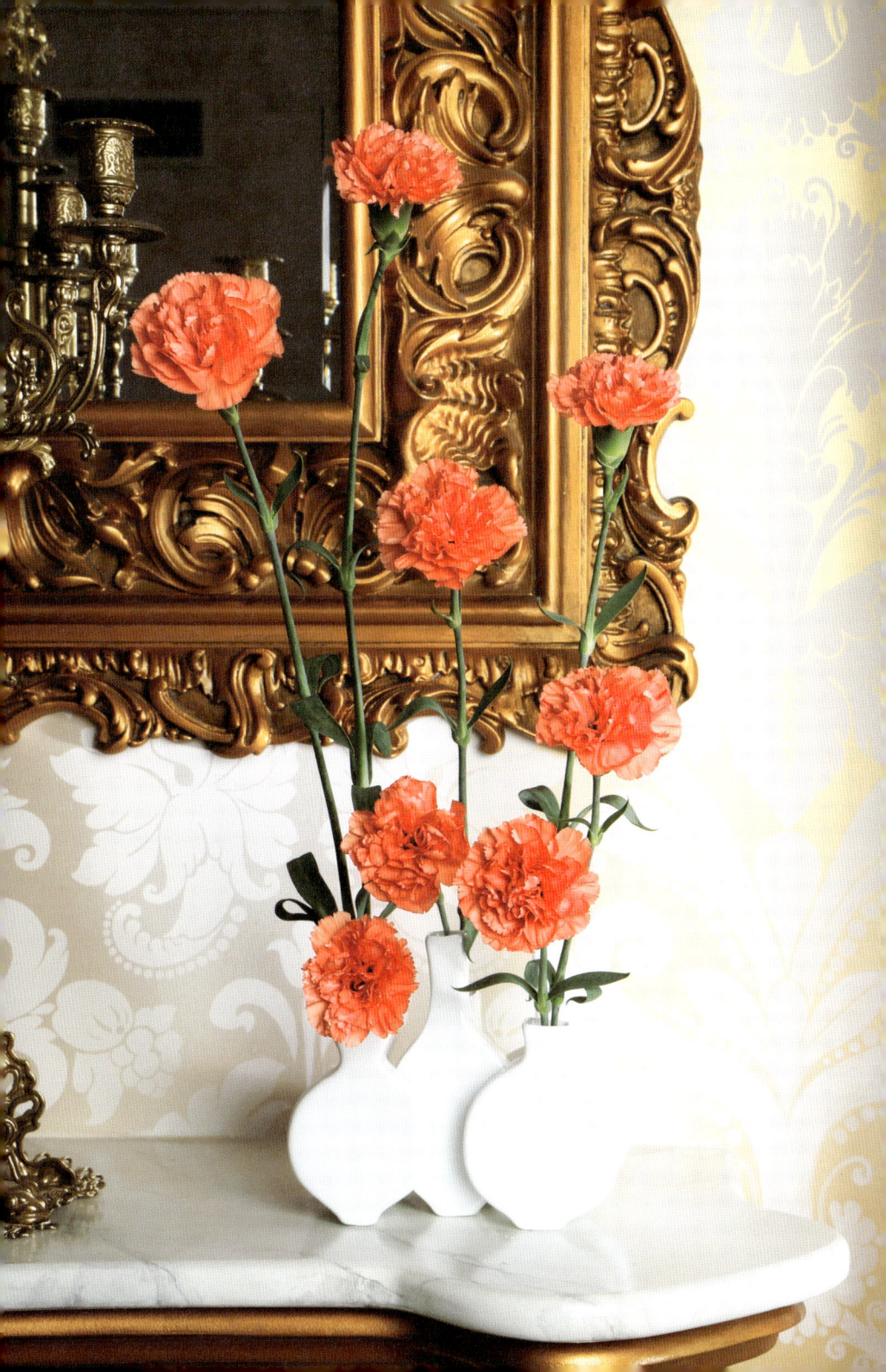

母へのオマージュとしての特別なお花

　ナデシコ科で地中海沿岸からアジア原産のカーネーションは、春と秋に市場に出回るお花です。言わずと知れた母の日の代名詞ともいうべきお花ですね。母の日にカーネーションを贈るという習慣が大正時代にアメリカから伝わったのが始まりで、広く知られるようになったのは母の日のおかげといっても過言ではないでしょう。アメリカのフィラデルフィアの教会で母親を失った少女が亡き母を偲び、母親が大好きだった白いカーネーションを教会に来ていた人たちに配ったのが母の日の始まりといわれています。その後は自分の胸に母親への感謝のしるしとして赤いカーネーションを飾る習慣が生まれ、時の経過とともに花束を贈る習慣に変わっていきました。

　今では赤に限らずにピンクやグリーンのカーネーションも人気があるようですし、故人の色とされていた白いカーネーションも他のシックな色合いのお花とのアレンジで洒落たブーケとして贈る方も増えているようです。

　生命力が強くて本当に丈夫ですから、長い間愛でる楽しみがあります。やはり私にとっても「カーネーション＝亡き母」へのオマージュと感謝してもしきれないほどの気持ちが込められた特別なお花です。みなさまは、どんな色のカーネーションをお母様にプレゼントされていますか？

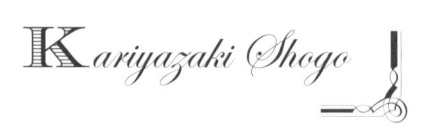

Kariyazaki Shogo

[カーネーション]
Carnation
母へのオマージュ

下痢や解毒、熱さましや利尿剤として活躍

　下痢や解毒、熱さましや利尿剤として使われているカーネーションは、西アジアの地中海沿岸が原産地といわれています。イスラムの国ですからアラベスクと呼ばれる意匠の中にはよくカーネーションのモチーフをしばしば目にします。日本では母の日のギフトフラワーとして不動の位置を占めています。

　デザイナーのコシノヒロコ、ジュンコ、ミチコの３姉妹を育てた小篠綾子さんを主人公に描いた2011年のＮＨＫ朝の連続ドラマ小説で『カーネーション』というドラマがありました。岸和田出身の呉服屋の娘だというのに洋服が大好きで、洋花では丈夫だという理由でカーネーションが好きだった小篠綾子さんの物語ですが、何となく小篠さんのパワフルなイメージと一致するような気がするのは私だけでしょうか？

　カーネーションは繁殖能力が高く害虫や気候など自然条件に対する抵抗力も強い、実に生命力あふれる花です。小篠さんの言うところの長持ちする丈夫さもこの花の特徴です。

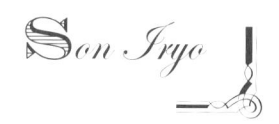

Son Iryo

［カラー］

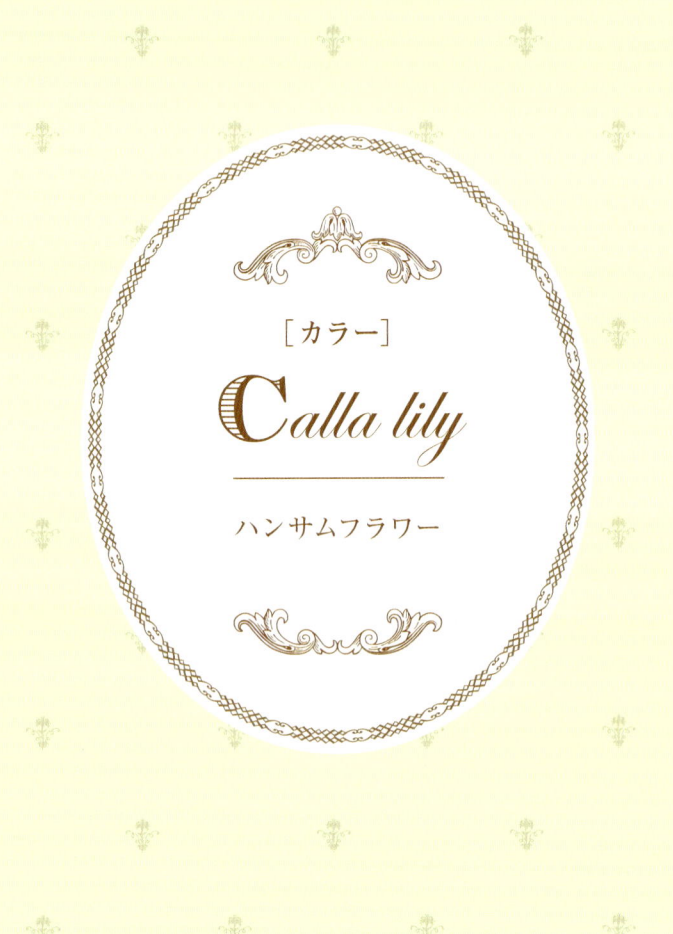

Calla lily

ハンサムフラワー

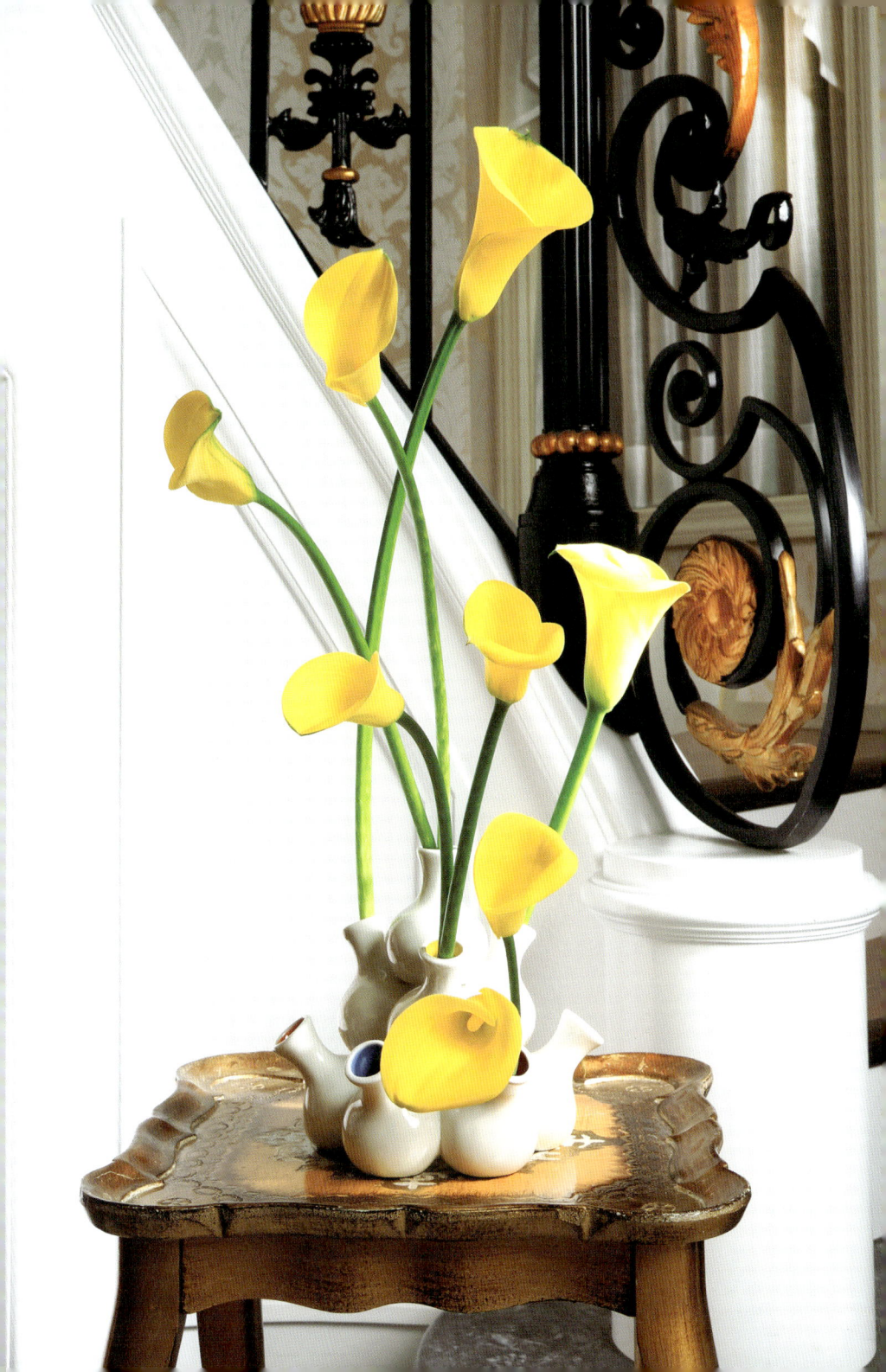

優雅で凛としているハンサムフラワー

　サトイモ科のカラーは春先から初夏に咲くお花です。個性的で非常に洗練されたカラーの姿は、何とも言えない素敵な魅力であふれています。

　私は素敵なご縁で、かれこれ何年になるでしょうか、着物のデザインをさせていただいております。カラーは大きなサイズから小さなものまであり、ビジュアル的にも優れているので、積極的に着物のデザインにも取り入れています。とても垢抜けた素晴らしい雰囲気を持ち、古典的な着物に新しいモダンな息吹をもたらしてくれるのです。

　すっと緩やかなカーブを描きながら伸びた茎が特徴ですので、お花をいける時には、その魅力が引き立つように計算しています。茎の特徴を利用し、あえてカーブを強調していけますと、曲線をいかしたアールヌーヴォー風の世界観といいますか、洋風の雰囲気を上手く醸し出してくれるのです。

　お花自体はとても優雅なのですが、凛とした佇まいを形容するとハンサムという言葉がとてもよく似合う稀有なお花だと思います。近年では改良が進み様々な色が出回り、それはそれでまた可能性の広がる新しい楽しみでもあります。

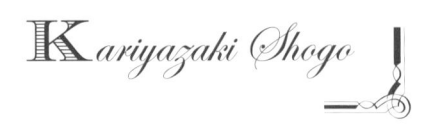

Kariyazaki Shogo

花粉症とアレルギー性鼻炎を緩和

　カラーの花には中医学では花粉症とアレルギー性鼻炎を緩和する効果があるといわれています。花粉症やアレルギー性鼻炎は、肺の気がうまく通じていない「肺気虚」の場合に生じるといわれています。

　ただし、花粉症だけに関しては単なる肺気虚に陥っているだけなのですが、1年を通してその症状がある人は脾や腎にも問題がある場合がありますので、同時にエネルギーを整えてあげる必要があります。カラーの白や黄色はそんな症状を改善するのにぴったりの花です。

　現在、カラーは中国各地で栽培されている、比較的育てやすいサトイモ科の植物です。しかし、その花から根までの全てに強い毒性があり、特にシュウ酸カルシウムを多く含むため、摂取すると皮膚炎、嘔吐、下痢、麻痺などの症状が出ます。花弁は咀嚼することによって、喉が焼けるような激痛を伴うため食用、薬用として適切ではありません。

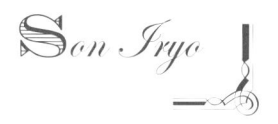

Son Iryo

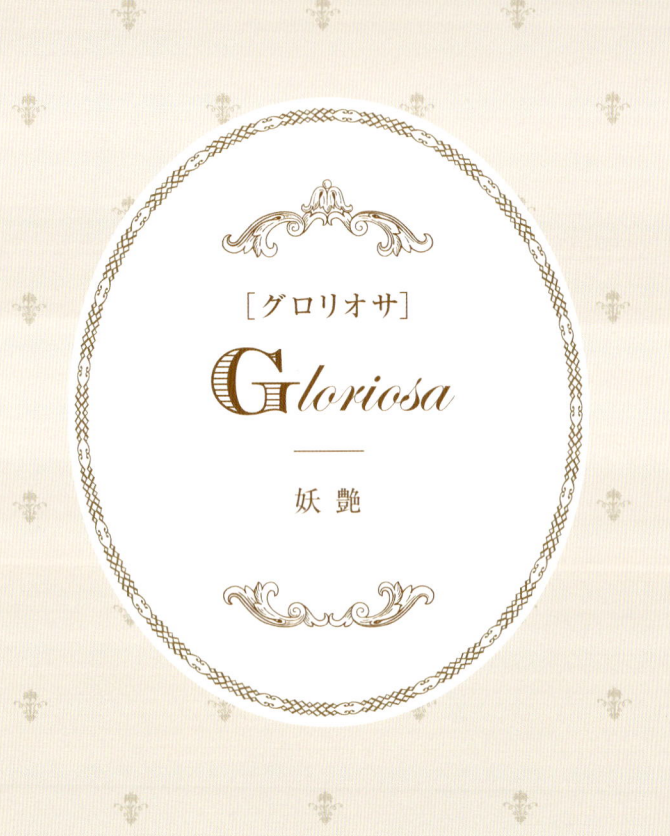

[グロリオサ]

Gloriosa

妖艶

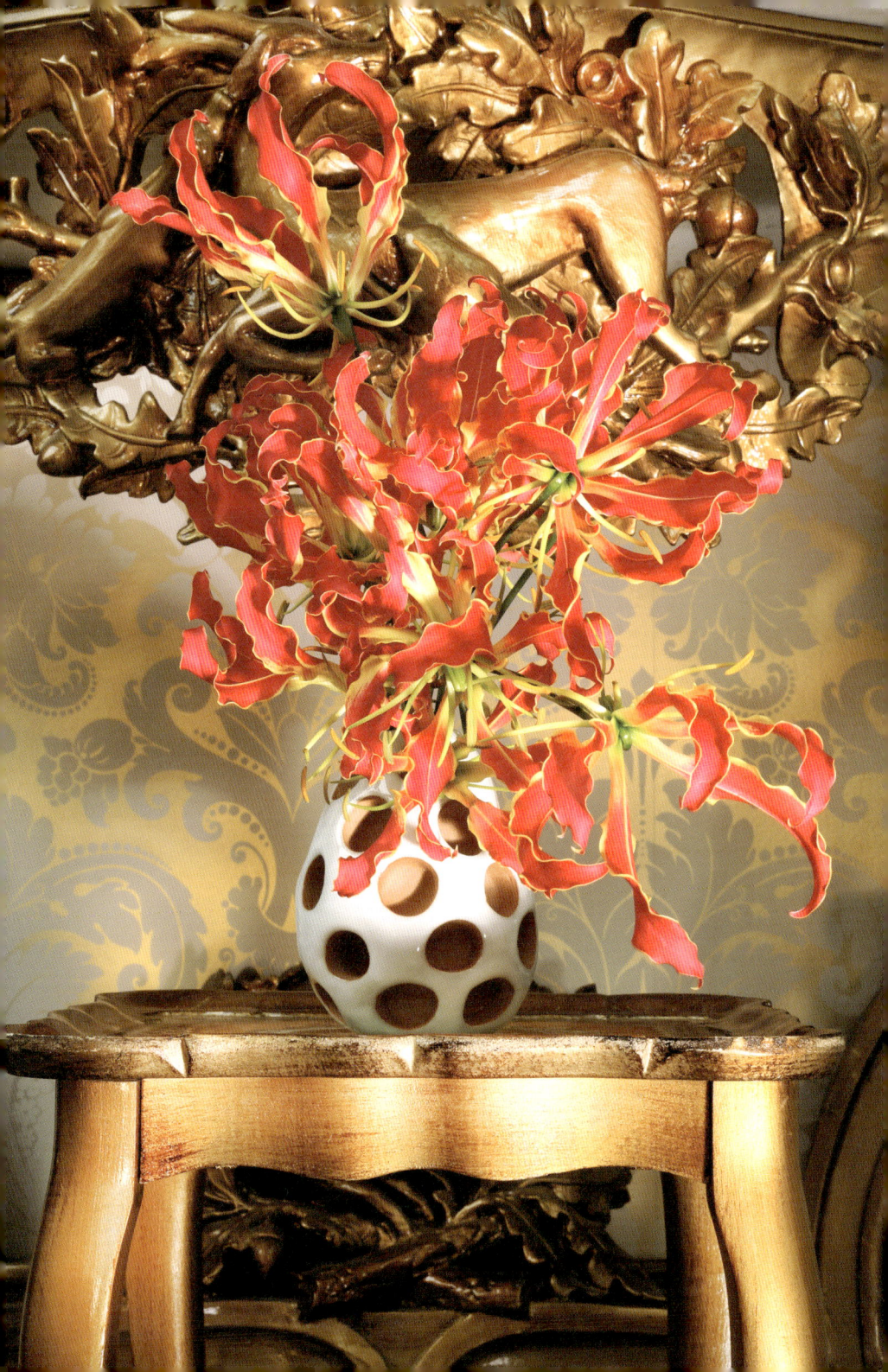

運気が上昇していくようなイメージ

　グロリオサは、熱帯アジア及びアフリカなどのモンスーン地域が原産のユリ科の植物で、6月〜8月に咲く夏のお花です。花色は黄、赤、橙色があり、葉先が巻きひげになっていて、他の植物にその巻きひげをからみつけることで、高さ3メートルにも達することがあります。

　日本では比較的温暖な高知県や愛知県、広島県などで特産品種として栽培されています。「炎のユリ」や「栄光のユリ」の異名を持ち、花型もパンチが利いたお花なので、別名を「きつねゆり」ともいい、なんだかとてもよく表現されているように感じますね。ちょっとじゃじゃ馬でコケットリーなフランスの女優ヴァネッサ・パラディさんのようなイメージがあります。

　個性的な咲き方でとても丈夫で長持ちするお花ですから、作品のみならず着物のデザインにも使っているんですよ。何がそんなに魅力的かって、醸し出す雰囲気の中に何だか運気が上昇していくようなそんなイメージとエネルギーの強さを私に抱かせてくれるのです。細くてとても華奢なのだけど、まさに「栄光」という意味のグローリーから来たネーミングがとてもよく似合うお花です。

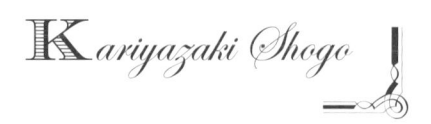

Kariyazaki Shogo

Gloriosa ［グロリオサ］

妖艶

黄色やオレンジを選んで脾虚を緩和

　グロリオサを選ぶ際のポイントとして、黄色やオレンジ色を選んでもらうと、脾虚の症状を緩和する効果があるといわれています。脾虚の特徴のひとつとして食欲異常が見られます。それは過食、小食、食欲不振などのことですが、疲れやすく下痢やゲップに悩まされるなどの具体的な症状が見られます。脾の働きとは、いわゆる消化吸収・排泄作用に深い関わりがあり、脾の働きが十分に機能している人は、良い意味で血気盛んで気力が充実し、とても活動的です。しかしその反面、あまりにも充実しすぎて食欲旺盛で、また違った意味で血気盛んな場合も、面白いことに脾虚の症状といえるのです。

　脾は不用意な恐怖や不安を抱えてもストレスを感じるので、恋煩いや無用な仕事上の不安などにもすぐに影響を及ぼします。そんな時にはパワフルでエネルギーを補給してくれる、燃えるように鮮やかな赤いグロリオサをお部屋に飾ってみましょう。

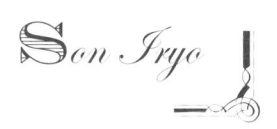

Son Iryo

［スターチス］

Statice

マルチタレント

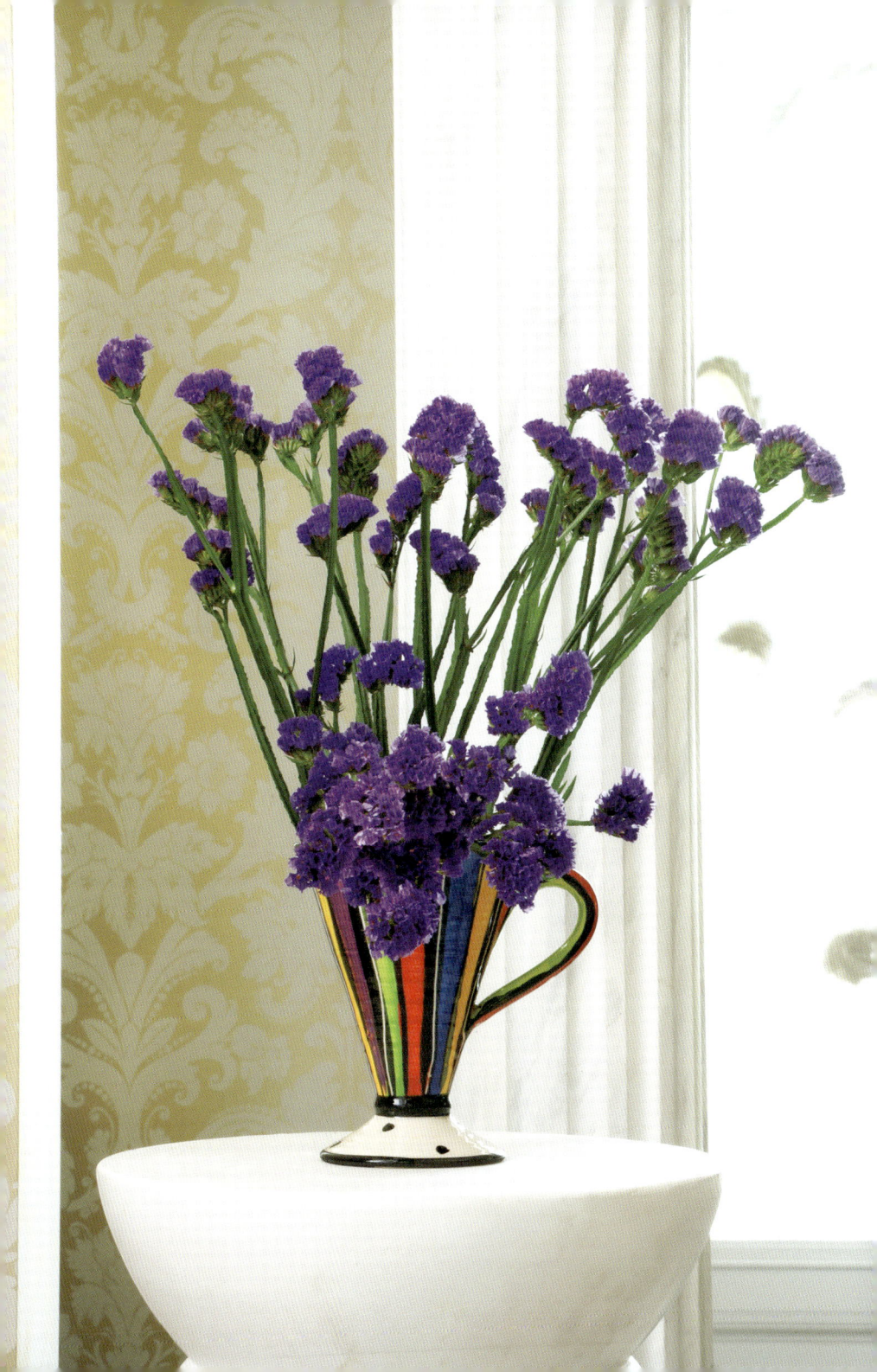

主役のお花を引き立てるマルチタレント

　スターチスはイソマツ科の地中海沿岸が原産の初夏に咲く、比較的１年を通して入手しやすいお花です。お花といっても、一番目立っている花びらのように見えるところは、実は花ではなく萼が発達した部分で、本来のお花の部分はその萼の中に咲く小さな白・黄色などの部分を指します。

　花の部分はすぐに枯れて落ちてしまいますが、華やかな色彩の萼の部分はドライフラワーとして大変優れているので、軒先などにつるしておくととても簡単に綺麗なドライフラワーを作ることができます。ドライフラワーにして楽しんでいる方も多くいらっしゃるこのお花は、インテリアを引き立たせ、決して目立ち過ぎないので、どこにでも飾れるという優れた利点もあります。

　土地がやせている厳しい環境の中でも繁殖する強い生命力がありますから、切り花としての持ちもものすごく良く、とても役に立ちます。主役のお花を引き立てることのできる優れた役目のお花です。花言葉は色によって異なりますが、全般的には「変わらぬ心」「途絶えぬ記憶」です。

Kariyazaki Shogo

Statice [スターチス]

マルチタレント

下痢止めや利尿作用のための薬草茶

　スターチスは心身のリラックスに大きく影響を与えてくれる花であるといわれています。ギリシャ語の"STATIZO"(止めるの意味) を語源としていて、古代ギリシャで下痢止めの効果がある薬用植物として使われていたので、この名前が付いたようです。

　中国語でもやはり"止める"を意味する「补血草」と名付けられており、主に中国では止血をする際などに使われています。土地が痩せている荒野や砂漠でも育つとても生命力にあふれた花で、中国では山東省や福建省などでの栽培が盛んであり、下痢止めや利尿作用を高めるために、薬草茶として摂取されることの多い花です。

　かすみ草やレースフラワーのように脇役に徹した花なのですが、ドライフラワーとしても有名です。花がしぼんだ後も萼が残りますし、乾燥させても色が落ちないのでドライフラワーにも適しているのです。

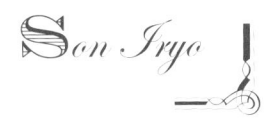

Son Iryo

[菊]

Chrysanthemum

素直

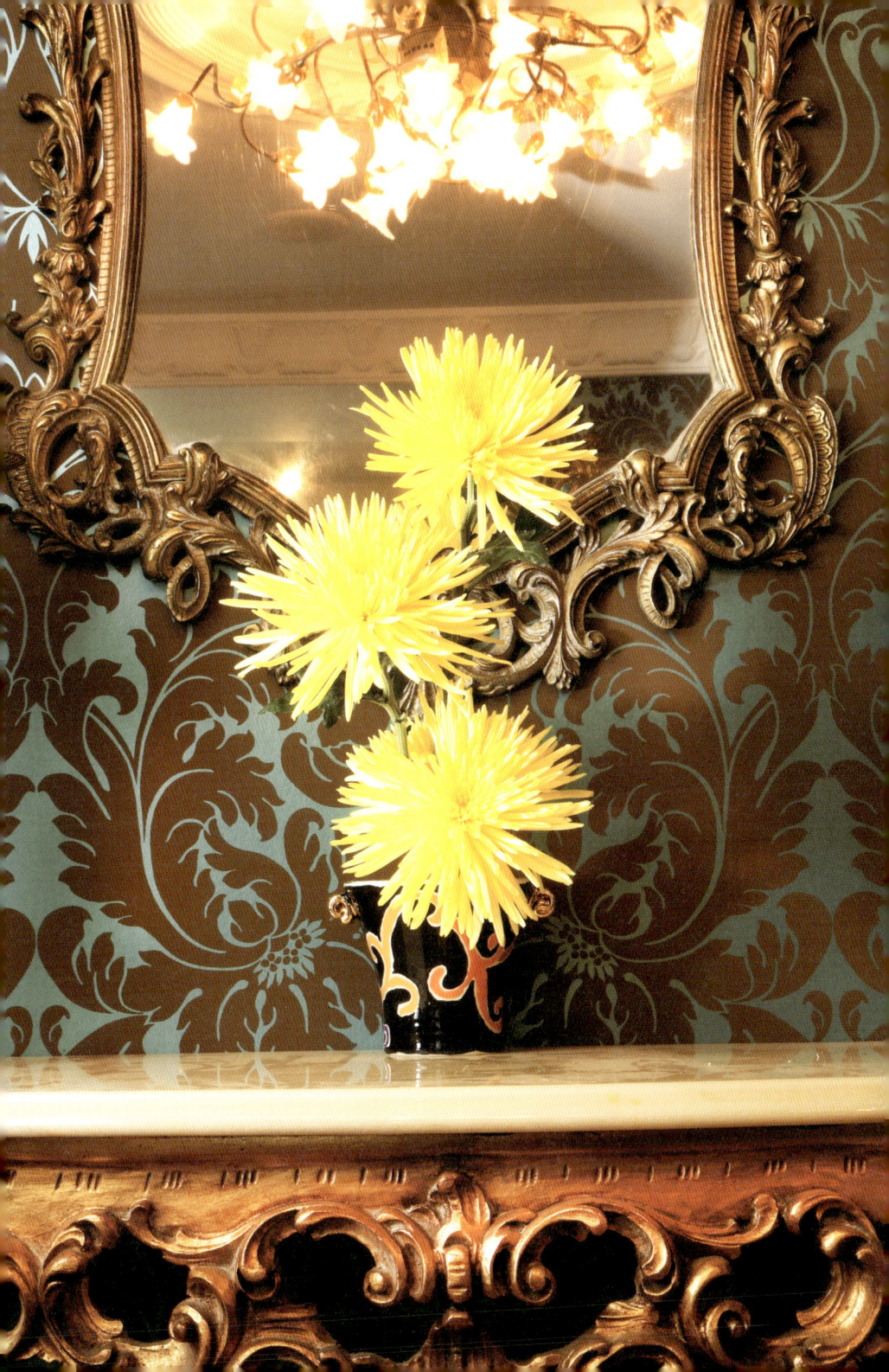

子供の頃から好んで育てた素直なお花

　秋の代名詞である菊ですが、とても素直なお花というイメージが私の中にはあります。菊はとても素直で育てやすいお花でしたから、子供の頃から好んで育てたものです。また、華道家として活動するようになってからも本当によく使います。大輪の菊から小ぶりのスプレータイプまで、同種だというのに表情が全く違うのです。

　もともと丈夫で長持ちするお花でしたが、近年では改良がさらに進み、JAそお鹿児島で栽培されているスプレーマムなどは、冬場であれば毎日お水を換えてバクテリアの繁殖を抑えてあげれば2カ月ほど持ちますし、またその間に様々な形に変化していく様子も楽しめます。最初は平たい感じの菊が時の経過とともに丸さが増し、最後はポンポンのような菊になります。

　ところが日本では仏花として定着しているため、バラやユリとは立ち位置が全く違う扱いです。個人的にもお気に入りのお花なので、どうにか仏花のイメージを払拭していきたいと思っています。

　菊に関しては大変ありがたいご縁を日動画廊の長谷川智恵子さんからいただき、茨城県の笠間稲荷神社で毎年10月から11月にかけて行われる笠間の菊まつりに参加させていただきました。笠間稲荷神社は、五穀豊穣と商売繁盛の神であるお稲荷さんを祀る日本三大稲荷のひとつとしても名高く、初詣の参拝者数では茨城県でナンバーワンではないでしょうか。そんな由緒ある素晴らしい神様のもとで花装飾をさせていただけるなんて、本当に感謝してもしきれないほどです。この菊まつりは、明治41年に日露戦争によって荒廃した人々の心を慰め癒すことを目的に神社に農園部を備えたのが始まりだそうです。

　明治、大正、昭和、平成と時は過ぎ、今では日本における最も古い菊まつりとして地元茨城県の秋を彩る催事として県民のみなさまに広く親しまれています。境内いっぱいに様々な菊が装飾されそれは見事で、美事と言った方がしっくりとするような素晴らしい世界が展開されております。ぜひ一度秋を感じて秋に酔いしれるためにいらしてみて下さいね。

Kariyazaki Shogo

Chrysanthemum [菊]

素直

中国最古の薬草書にも登場する上薬

　菊は中国最古の薬草書である『神農本草経』にも「上品」として紹介されています。1年間の365日、365種類の植物は、上薬（上品）120種類＝いわゆる「養命薬」で、長期にわたって摂取しても問題のない、まさに気を整えることを目的とした病気を寄せ付けない身体を作るためのもの、中薬（中品）120種類＝「養生薬」で、予防的な目的で、身体を整えるので使い過ぎや誤った使用をすると毒にもなるもの、下薬（下品）125種類＝「治療薬」で、支障が生じた部分にダイレクトに働きかけ治療するもので病気の改善を目的にした強い副作用を伴う可能性があるので短期間しか使えないもの、と3つに分類されます。上薬に入る菊は薬茶としてもとても身近です。

　『久しく飲めば血気を利し、身を軽くして老に耐え年を伸ばす』と論しているように、疲れ目には絶大な効果があるとされています。パソコンやテレビのみならず、スマートフォンなどで目を酷使している現代人にはまさに必需品ですね。その他、血圧や発熱による頭痛やめまい、関節痛にも効果が期待できます。

　菊は仏花として定着しているため、抵抗を感じる方もいるかもしれませんが、香りの効果として外からの邪気や毒気を避け、涼血解毒作用が働きます。そのため、尊い仏様に捧げることとなったのでしょう。

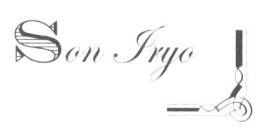

Son Iryo

[デルフィニウム]

Delphinium

地中海のイルカ

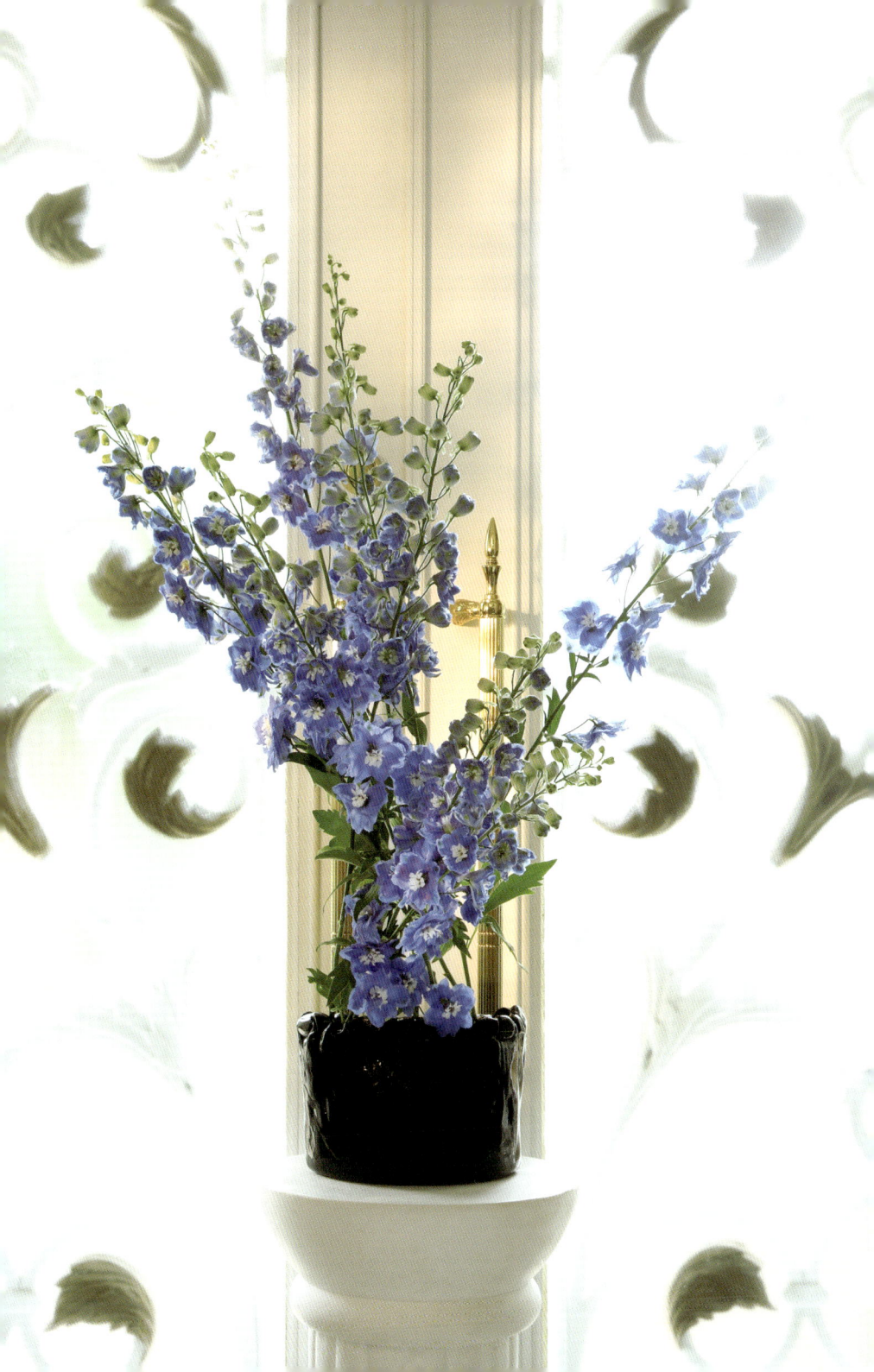

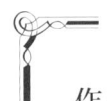

作品に力強さを表現したい時に

　もしも地中海だけに生息するイルカがいるとしたらきっとこんな色ではないかとイメージが広がる、そんな爽やかでさっぱりとした印象の青い色や白色、ピンク色が素敵なお花です。もともとは、デルフィニウムの蕾の形がイルカに似ていることから、ギリシャ語のDelphisが由来となった、まるで神話から出てきたかのような名前のお花です。

　子供の頃は、こんな美しいお花があるとは知らず、いけばなを始めてから出会ったお花です。ジャイアントデルフィニウムは背が高いのが特徴ですが、とても効果的ないけ方のできるお花なので、何かもう少し作品に力強さや高さ、広がりを表現したいという時にはとても役に立つのです。お花の色にはあまりない濃淡の青色がとても爽やかで清涼感もあり、夏にもぴったりです。花色のピンクやブルーはその凛としつつも華やかな印象から、ウェディング装花でも大活躍しています。また、細い茎に花をちらちらと咲かせるシネンセ系の種類もあるので、様々な用途に使えるのがプロとしてとても嬉しい花材です。

　1本の茎に鈴なりに花がびっしりと存在するのに主張しすぎることなく、作品に魅力だけを加えてくれる、デルフィニウムはそんな優等生のお花なのです。1年を通して手に入りやすいお花ですからとても重宝しています。

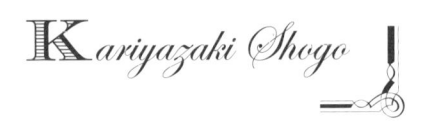

Kariyazaki Shogo

Delphinium [デルフィニウム]

地中海のイルカ

肺や腎が原因の喘息の改善に

デルフィニウムは、涼やかで穏やかな海を思わせる青や淡い水色の花です。喘息の改善に作用するエネルギーを持ちます。ひと口に喘息といっても中医学においては「なぜその症状の状態になったのか？」と原因を探るのが常なのですが、大きく分けて４つのケースに行きつきます。①肺に障りがある肺気虚、②消化吸収力に障りがある脾虚、③腎の働きが落ちている腎虚、④肝に障りがあることによる消化吸収力が劣る肝虚。

脾虚による消化吸収能力というのは、精神面の影響を受けることが多大で、感情に左右される傾向がありますから、好ましくないことがあると気管の動きが鈍くなります。デルフィニウムのエネルギーがより効果的に補足されるタイプの喘息は、原因が肺に障りがある肺気虚や腎の働きに陰りが出ている腎虚が原因と考えられる症状を指します。

青や水色のすっきりした、あたかもイルカがのびのびと泳ぐ大海原を花にしたかのような風情のデルフィニウム。暑さに弱いという弱点はありますが、比較的年間を通して手に入りますので、お部屋に飾って楽しみながら気を整えてみてはいかがでしょうか？

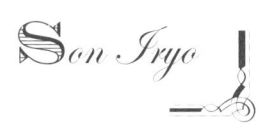

Son Iryo

お家で簡単いけばな
ワンポイントアドバイス

お庭に咲いている花や、いけている際に茎が折れてしまった花などを利用して、身近にある食器などでちょっとした素敵なお花をいけてみませんか？自宅にあるものを使って簡単に飾ってお花を普段から楽しんでみましょう。

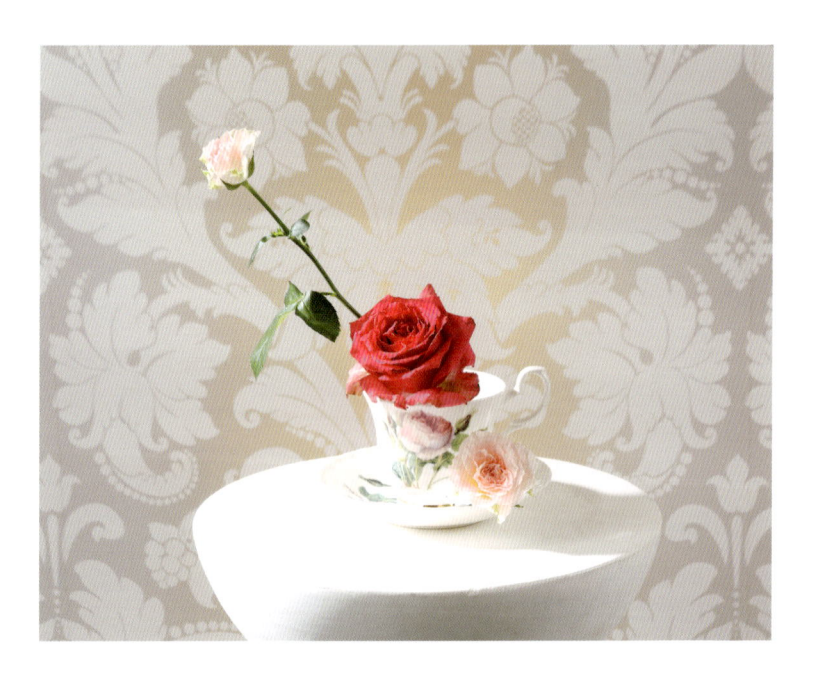

コーヒーカップなどの背の低いものの場合

コーヒーカップやティーカップなどにいけると、また違った魅力でとても可愛いくいけられます。その場合のポイントとして、花の顔の部分が大きいものは短めにして重心を下にもっていき、安定感をだします。小ぶりの花は、茎の長さをいかしてすっと隣に挿してみて下さい。すっきりとした小粋なアレンジのできあがりです。

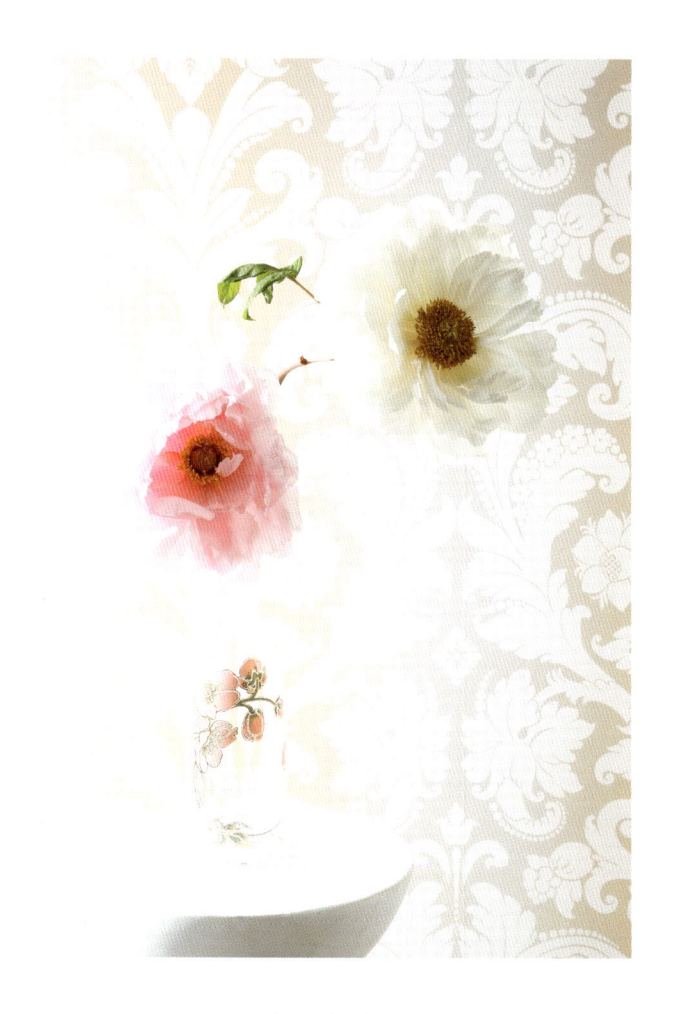

ボトルなど口が狭くて
背の高いものの場合

みなさまのお宅にもきっとおしゃれなワインやシャンパンなどのボトル瓶があるかと思います。おしゃれなボトルを使って遊んでみましょう。まずは器の安定性を保ちたいので、お水はたっぷりと入れて重心をとりましょう。口が小さくたくさんのお花は挿せませんので、ある程度主張の強い花を使うのがコツです。1本を長めにしてもう1本は短くしましょう。全体的にバランスがとれますし、長短のメリハリが出て洗練された雰囲気に仕上がります。

花を使った薬酒のお話

　私たち日本人は毎年新年を迎える行事としてお正月を祝います。門松などの飾り付けをして無事に旧年を終えることができた感謝と新しい年に対する期待をお祝いしますが、そこで飲むお屠蘇(とそ)は実は「薬酒」なのです。平安時代からこの風習が続いているといわれていますが、邪気を払い、健康長寿を祈ります。薬酒というのは案外身近にあり、特別に作られたものではありません。例えば、日本でもよくその薬酒を目にする場所があります。どこだと思いますか？　実は、ショットバーなどの酒場なのです！　だって薬酒ってリキュール（蒸留酒）のことなのですから。

　ではこの薬酒について踏み込んでお話をしてみましょう。薬酒とは、蒸留酒もしくは醸造酒に乾燥させた根の部分や種子、果実、花などを漬け込んで成分を浸出させたものですが、その方法や使われるハーブ類のレシピに関しては、門外不出のものもあるそうです。例えば130種類以上のハーブを使いこなす、フランスのグルノーブルにあるシャルトルーズ修道院がとても有名です。健胃や滋養強壮に大変効果がありますので、病院のない時代には病人や体力が落ちた人に対してふるまっていたそうです。バーに行くと緑色の「シャルトリューズ(Chartreuse)」というお酒がありますし、パリのシャルル・ド・ゴール空港の免税コーナーでも買うことができます。

　ノルマンディのフェカンにあるベネディクト派の修道院で作られたのが、ブランデーをベースとした「ベネディクティン（Benedictine）」で、こちらは27種類ほどのハーブをブレンドしたものです。また、腹痛の時に良いといわれる「スーズ(Suze)」はリンドウ科の大変貴重な植物ゲンチアナの根を使っています。このゲンチアナとは自然環境の厳しい高山地帯に生息していて、苦味が強く、どうやらこの苦み成分が胃に良い刺激を与えてくれるようです。ピカソはこのスーズが大好きだったそうです。

また、「アブサン(Absinthe)」をご存知でしょうか。アニス、ニガヨモギ、ウイキョウなどを原料とした、スイスの医師の考案で蒸留されたお酒です。値段が安価なために浴びるほど飲む人が増え、アブサンで身を滅ぼすということで一時期製造が禁止された国もあったほどです。どうやら大量に摂取するとニガヨモギの持つ一部成分により幻覚を見るなど、精神に作用を及ぼすからなのだそうです。アブサンを愛した芸術家としてはゴッホやロートレック、ヴェルレーヌが知られていますが、太宰治の人間失格の文中にも登場しています。

　そして、このアブサンの姉妹品としてニガヨモギを使用しない「パスティス(Pastis)」というお酒がありますが、南フランスではアペリティフとして飲用するだけでなく料理の香り付けなどに使われたりもしています。

　他にも、フランス南西部に位置するバスクの中心都市バイヨンヌで作られている「イザラ（Izarra）」は、地元ピレネー山脈のハーブだけでなくイタリアやモロッコ、スリランカなどの材料も使っており、ヘミングウェイが好んだとの逸話があります。ヨーロッパの薬酒の特徴としては、ドイツ、東欧系は薬効に重きを置き、このタイプをエリキシールと呼びます。ラテン系の国においては、楽しく美味しく摂取できるように工夫し、果物や花の香りを加え、色も美しく仕立て上げリキュールと呼ばれています。16世紀にカトリーヌ・ド・メディシスがフランスに嫁いだことで薬酒の知識が広がったといわれており、その名の通り、カトリーヌの実家はフィレンツェの大富豪でもあるメディチ家（medicineの語源となった）なのです。その後、ハイヒールを愛した洒脱な太陽王ことルイ14世がパトロンとして庇護したのです。なぜかというと、消化促進とアンチエイジング、老化防止に多大な関心を持っていたからなのだそうです！　太陽王の頃に宮廷文化は最高潮に花開き、美食の代名詞のフランス料理も最高に輝いて発展していた時代ですから、消化促進の薬酒をアペリティフとして飲むことによって、胃の働きを活性化していたのでしょう。今でもフランス料理の前にアペリティフをいただくって理にかなっているのですね。

[ヒマワリ]

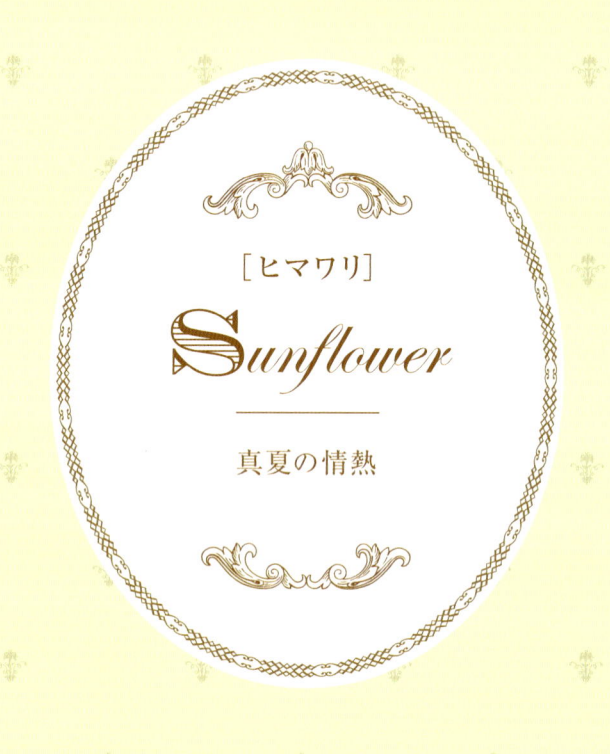

Sunflower

真夏の情熱

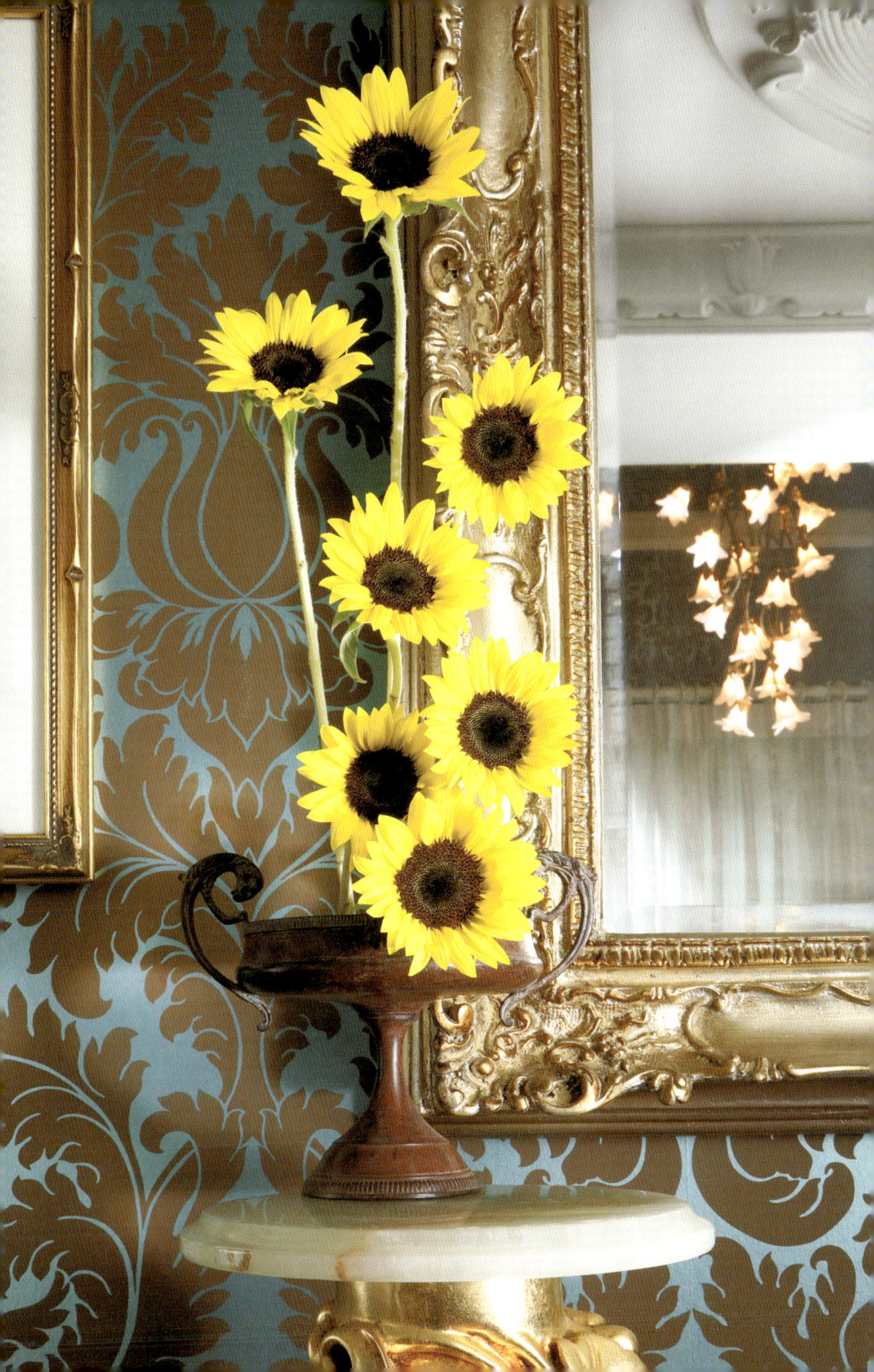

小学生の時の真夏の思い出

　ヒマワリと聞くと、私は生まれ育った東京練馬区の石神井にある光和小学校を思い出します。余談ですが、あのドラえもんの舞台が石神井なのだとか……!?

　私はそんな町の小学生だったのですが、その当時、学校でヒマワリの世話をした思い出があるものですから、ヒマワリというと夏の学校を思い出すんです。それからゴッホの「ヒマワリ」ですね。あの作品には妖しい美しさがあります。以前、日本の保険会社がとてつもない金額で落札されたのでしたよね。

　ヒマワリは、その健康的なイメージからとても扱いやすそうなお花という印象を抱かれるかもれませんが、花弁はとてもデリケートで弱いのです。葉もすぐに水が下がって萎れてしまいますので、私は花が枯れてしまった後は花弁を全部取ってしまい、中央の茶色く丸い部分だけを花材として使うこともあります。そうすることによって、主役のお花に対してとてもユニークで個性的なインパクトを与えるというのに、決して主役を邪魔することなく作品全体が映える役割をしてくれるのです。

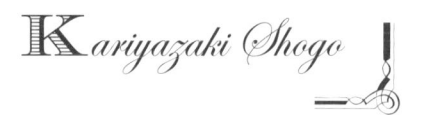

Kariyazaki Shogo

Sunflower [ヒマワリ]

真夏の情熱

肺をうるおし、肝に作用し、コレステロールを下げる

　北米原産といわれるこの花には大変な薬効があり、インディオの重要な栄養源として重宝されていたといわれています。そのヒマワリをスペイン人がヨーロッパに持ち込み、フランスやロシアに渡って、今ではロシアの国花がヒマワリとなっています。

　日本ではあまり日常的ではありませんが、ヒマワリの種はヨーロッパや中国ではお茶受けとしてとても人気が高く、滋養が豊かなのに脳血管の病気や高血圧の予防に効果を発揮します。中医学においては、ヒマワリの効能として肺をうるおし、肝に作用し、コレステロールを下げる効果があるとされています。ヒマワリは全身余すところなくフルに活用できる稀有な花です。花は目に作用して夜盲症や視力の改善を計りますし、身体のむくみがとれ、頭痛なども緩和されます。葉は、解熱作用に優れ、健胃にも作用します。ヒマワリの種の殻は耳鳴りを緩和します。根は、熱をとり、利尿作用に働きかけます。茎は、気管支炎、尿路感染症、消炎作用に。種は、不眠症を和らげてくれます。全てが薬用として機能します。

　そんな大輪のヒマワリをお部屋に飾ると調和が取れて身体が楽になるのは、身体がスタミナ切れでバテている時です。エネルギーが充満しているヒマワリから多大な恩恵を受けて下さい。

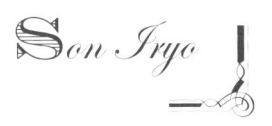

Son Iryo

[ユリ]

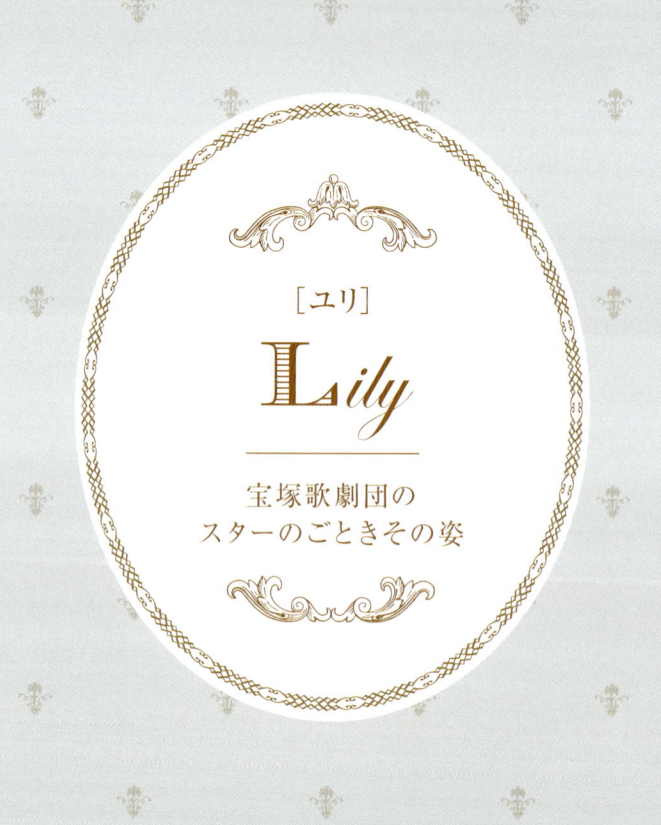

Lily

宝塚歌劇団の
スターのごときその姿

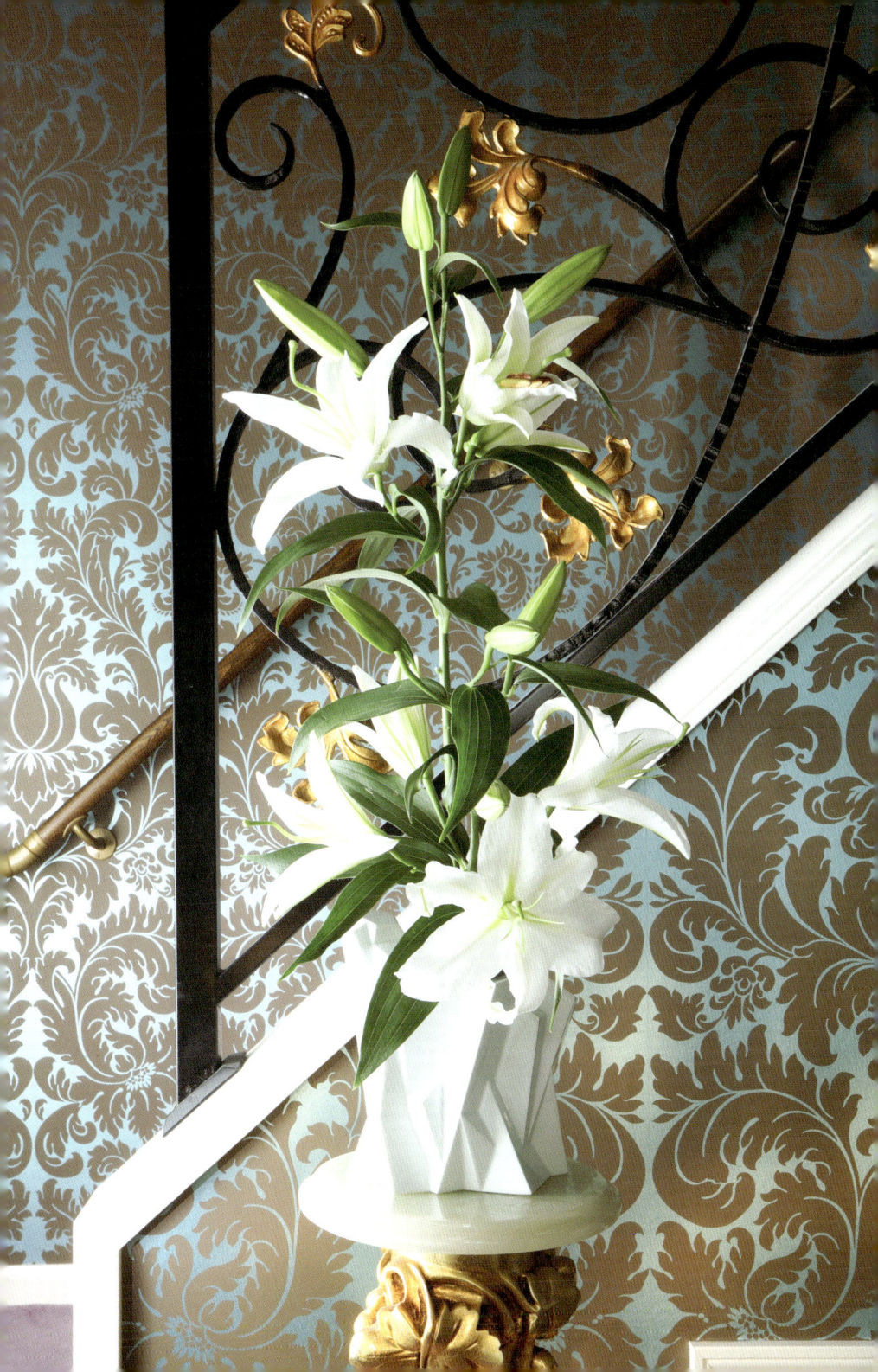

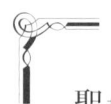

聖母マリアのシンボルフラワー

　毎年夏になると父親の故郷である鹿児島に家族で旅行に行ったものでした。何日間か鹿児島に滞在して石神井の自宅に戻ると庭には信じられないほどのユリがまるで「おかえりなさい！」とでも言うかのように満開なのです。小さな庭でしたけれど、それはそれは大変な迫力でした。幼少時代の記憶に残る、本当に懐かしい思い出のお花です。

　ユリ科のユリはとても種類が多く、その種類によって咲く時季も異なってきますが、基本的には4月〜8月頃に咲くお花です。ユリは大変効果的にいけられるので、展覧会でもよく使う花材のひとつです。

　新潟では八重咲きのユリを栽培していて、これは世界的にも非常に珍しい種類のユリです。八重咲きのユリは珍しさと話題性もあり、会場がとても華やかになるので、八重咲きも含めて私はユリが大好きなのです。

　ユリはその楚々とした気高さゆえ、聖母マリアのシンボルフラワーとしても名高いのですが、フランスでは王家の紋章の意匠にも使われ、世界に広く知られています。日本では昔から容姿端麗な女性のことを"立てば芍薬、座れば牡丹、歩く姿はユリの花"と表現されてきましたが、お花を使って形容するなんて日本ならではではないでしょうか？

Kariyazaki Shogo

Lily [ユリ]

宝塚歌劇団のスターのごときその姿

糖尿病独特の症状を緩和

　中医学におけるユリの効能として、口の渇きや身体のだるさなどの糖尿病独特の症状の緩和が期待されます。部屋の空間の中にユリの芳香成分が漂い、その空気を吸い込むことで症状が緩和されるのです。

　ユリ（百合）は"ひゃくごう"とも読まれ、とても薬効の高い植物です。根はみなさまご存知のように冬の寒い時に普通に料理していただいていますが、滋養強壮効果に優れています。滋養強壮に大変すぐれていることと、咳や吐血を止める効果があることから、結核の治療に古来から使われていました。補益食材の一種であり、血を補い、免疫力を高める生薬であり、利尿効果や咳を和らげる力もあります。ユリの花は綺麗に洗い、そのままはちみつ漬けにしたりお粥に加えたりして食します。更年期からくるようなヒステリーや精神不安にも効きます。

　また美容にも大変効果的であるとされ、唐の時代の宮廷では、ユリの花風呂などに入り、肌に磨きをかけると同時に花の香りでリラックスしたそうです。しかし宮廷ではいったいどれくらいのユリが使われたのでしょうか。中国では、江南地方が良質なユリの産地として知られています。

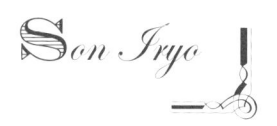

Son Iryo

[ハス]

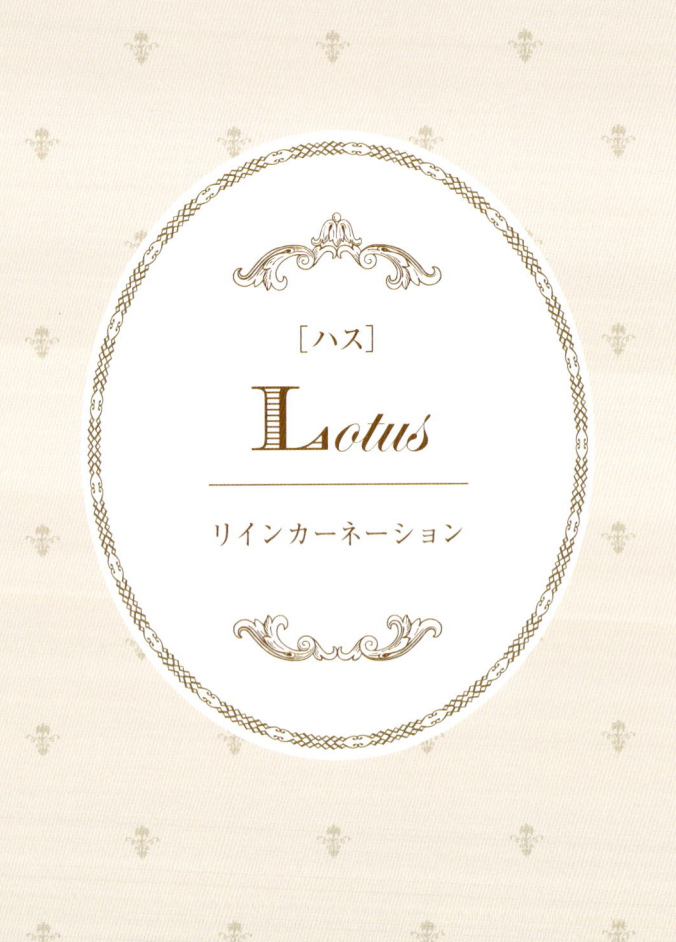

Lotus

リインカーネーション

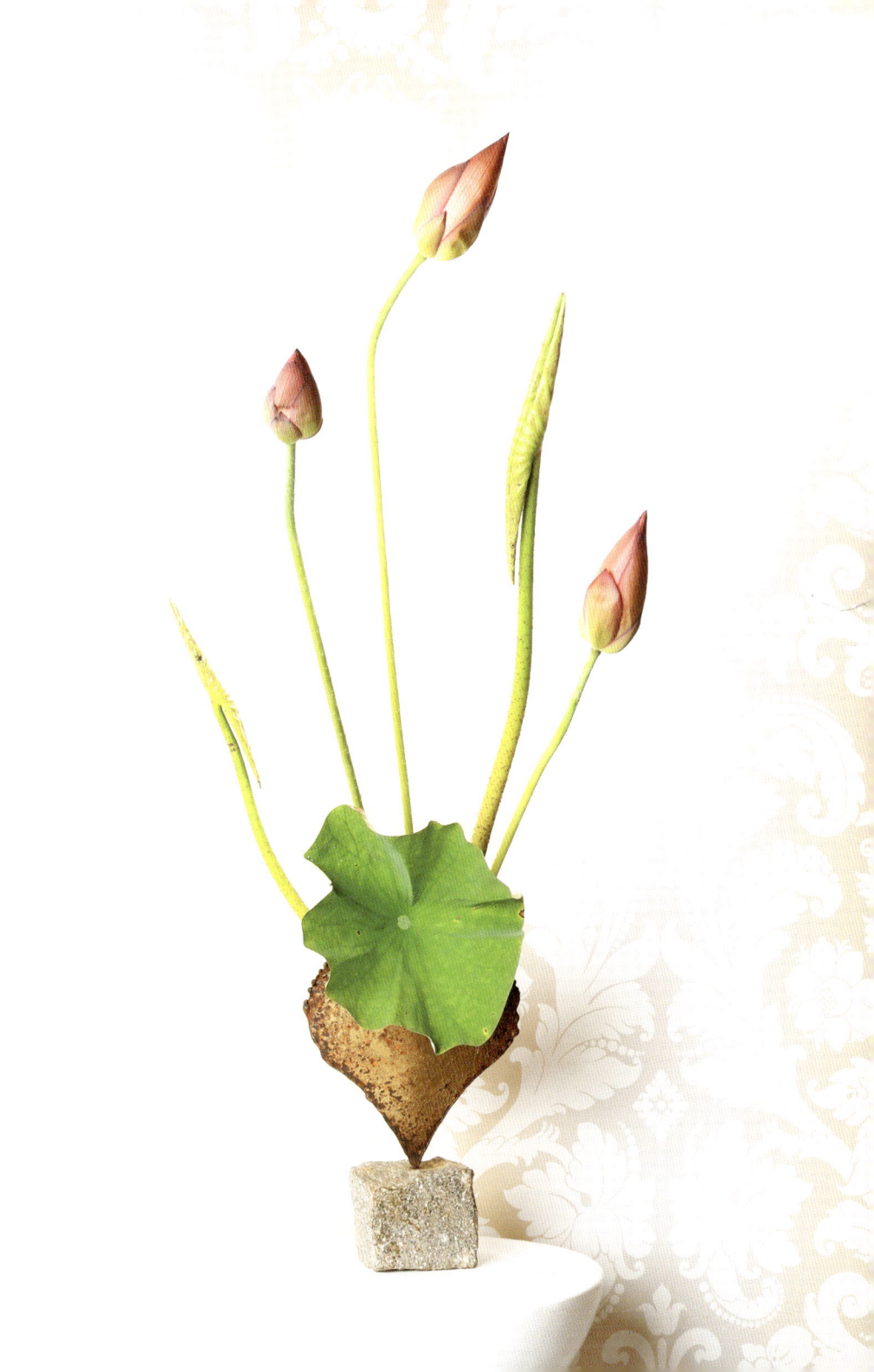

世界三大美人の楊貴妃も愛飲

　お釈迦様の花、輪廻転生、仏教的な印象がある、6月〜8月に咲くお花です。以前、タイで展覧会をさせていただいた時にたくさんいけさせていただいたお花でもあります。いける際には水あげがとても難しくコツがあり、下準備が大変なのですが、何とも言えない尊い雰囲気や安定したフォルム、楚々とした気高さなど、どれをとっても魅力的なお花です。水面に咲くハスの花の壮麗さといったらなんと申し上げてよいことやら。

　また、ハスの花は見るだけのみならず、泥水の下にある根、レンコンですね、これも大変な栄養価があり、その生命力のエネルギーの高さにはただただ脱帽するのみです。日本ではあまりなじみがないかもしれませんが、東南アジアではハスの実を使ったお菓子がとても人気があり、栄養の点からも評価は高く、美容にも非常に効果的なのだそう。

　以前展覧会を開いたベトナムでは、ハスの花のおしべだけを使って香り付けをしたロータスティーが愛飲されていました。今では、昔ながらの正当な方法で焙煎する店は少なくなってしまい、私が知るのはたったの1軒のみです。今流通しているのは、ケミカルなものばかりで味が全然違います。ちなみに、世界三大美人の楊貴妃はハスの葉茶をよく飲んでいたのですって。美をあやかりたいですね！

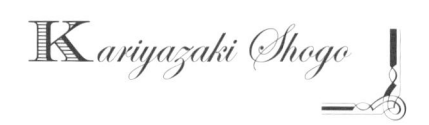

Kariyazaki Shogo

Lotus [ハス]

リインカーネーション

心が不安定な時に症状を緩和

　心気不足と呼ばれる精神不安定な症状を緩和します。鬱気味やノイローゼまで行かなくとも、何か心に引っかかるものがあってすっきりしない、考えすぎて落ち着かないなどといった時に効果的です。

　古くから根の部分のレンコンは食用に用いられてきました。中国ではすりつぶして葛のようにして甘味を加えていただいたりします。インド、スリランカ、ベトナムの国花でもあり、マカオの旗にもハスの花が描かれています。日本へは中国を経由して渡米したようですがおそらく仏教と一緒に伝わったのではないでしょうか。泥水の中に浮かぶ大きく桃色の美しい花は、どの花よりも品格という点においては大きな魅力があります。まさにお釈迦様の花というにふさわしい気高さです。

　切り花としては水が下がりやすいのでなかなかお目にかかれませんが、機会があったらぜひ飾ってみてはいかがでしょうか。

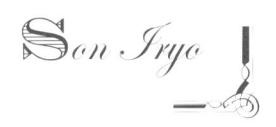

Son Iryo

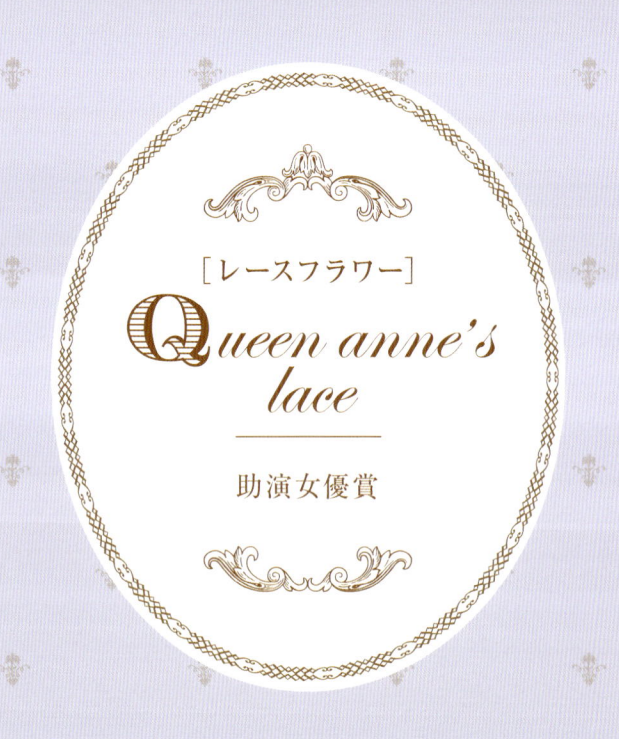

[レースフラワー]

Queen anne's lace

助演女優賞

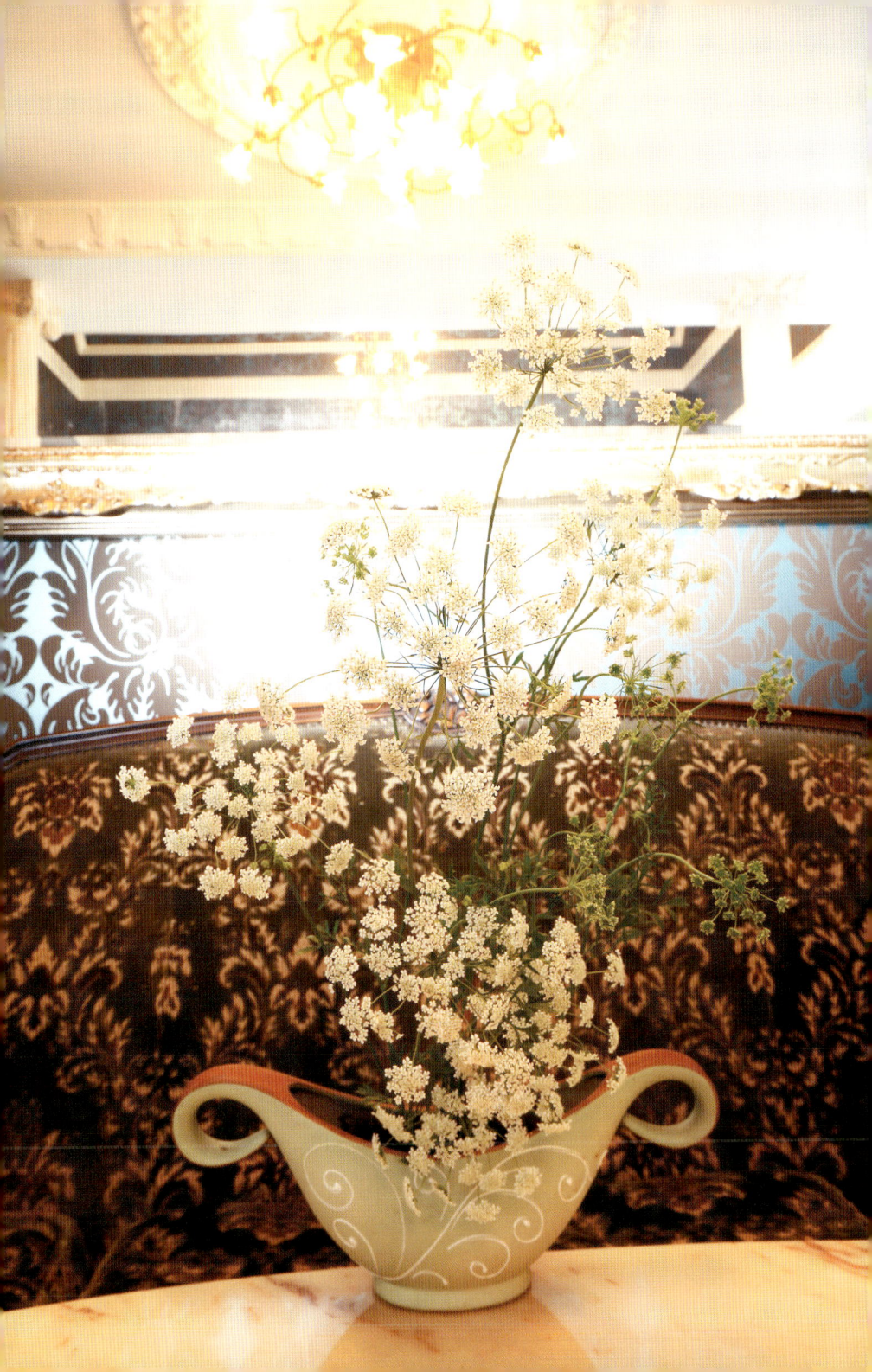

魔法のベールをかけてくれる助演女優賞

　主役には決してなれないけれど、きっちりと仕事をこなしてくれる素敵なお花です。レースフラワーはセリ科の植物で、色によって原産や属性が変わってくる、数種類のお花のことを指します。色は白、ピンク、ブルーが一般的ですが、それぞれが別属性のレースフラワーなのです。一般的には白色はヨーロッパ中西部原産で、レース編みをそのままお花にしたような花型のお花で、名前の由来でもあります。

　レースフラワーは別のお花と合わせることにより、合わせた他のお花の魅力を引き立たせる効果がありますし、主役もちゃんと盛り立ててくれる相乗効果の高い、賢いお花といえるのではないでしょうか。かすみ草とはまた違ったふわふわした印象で、優しく作品をまとめあげてくれるので重宝しています。

　また、お花をいける際にはシルエットやバランスが大切になりますが、どんなに散らばってとんがっているような色や形でも魔法のベールをかけたかのごとく上手におさまってくれるので、さながらお花界の助演女優賞のごとさといえるでしょう。

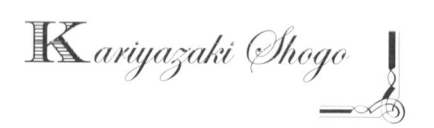

Kariyazaki Shogo

Queen anne's lace
[レースフラワー]

助演女優賞

呼吸器系の問題や皮膚の障りに働きかける

　地中海沿岸原産のセリ科の一年草で、白くてスウィングするような独特な動きと光の入り具合がまるでレースのように可憐なお花です。肺の機能が上手く働かず、肺気虚の症状がある方にはお薦めです。呼吸器系の問題や皮膚の障りに働きかけます。

　呼吸器系である鼻、のど、その他気管支の働きが鈍くなると風邪をひきやすくなるのですが、これらが原因による皮膚の乾燥も起こります。これは、肺の経路が肌肉に通じると言われるためです。予防処置として、ちょっと調子が悪いなと思われたら、白くて可憐なレースフラワーをお部屋に飾ってみて下さい。お花が持つエネルギーが働きかけ症状が緩和されることでしょう。

　日本で一般的に出回っているのは白色のレースフラワーですが、他にもブルーやピンクがあり、いずれも種類が違いますが、同じ効果が期待できます。

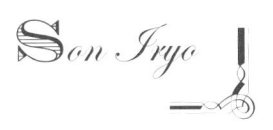

Son Iryo

［かすみ草］

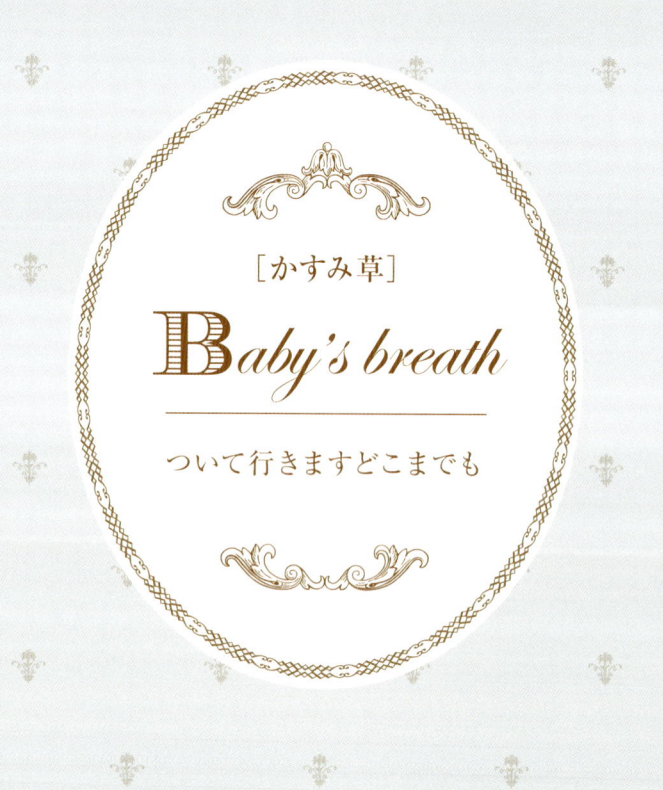

Baby's breath

ついて行きますどこまでも

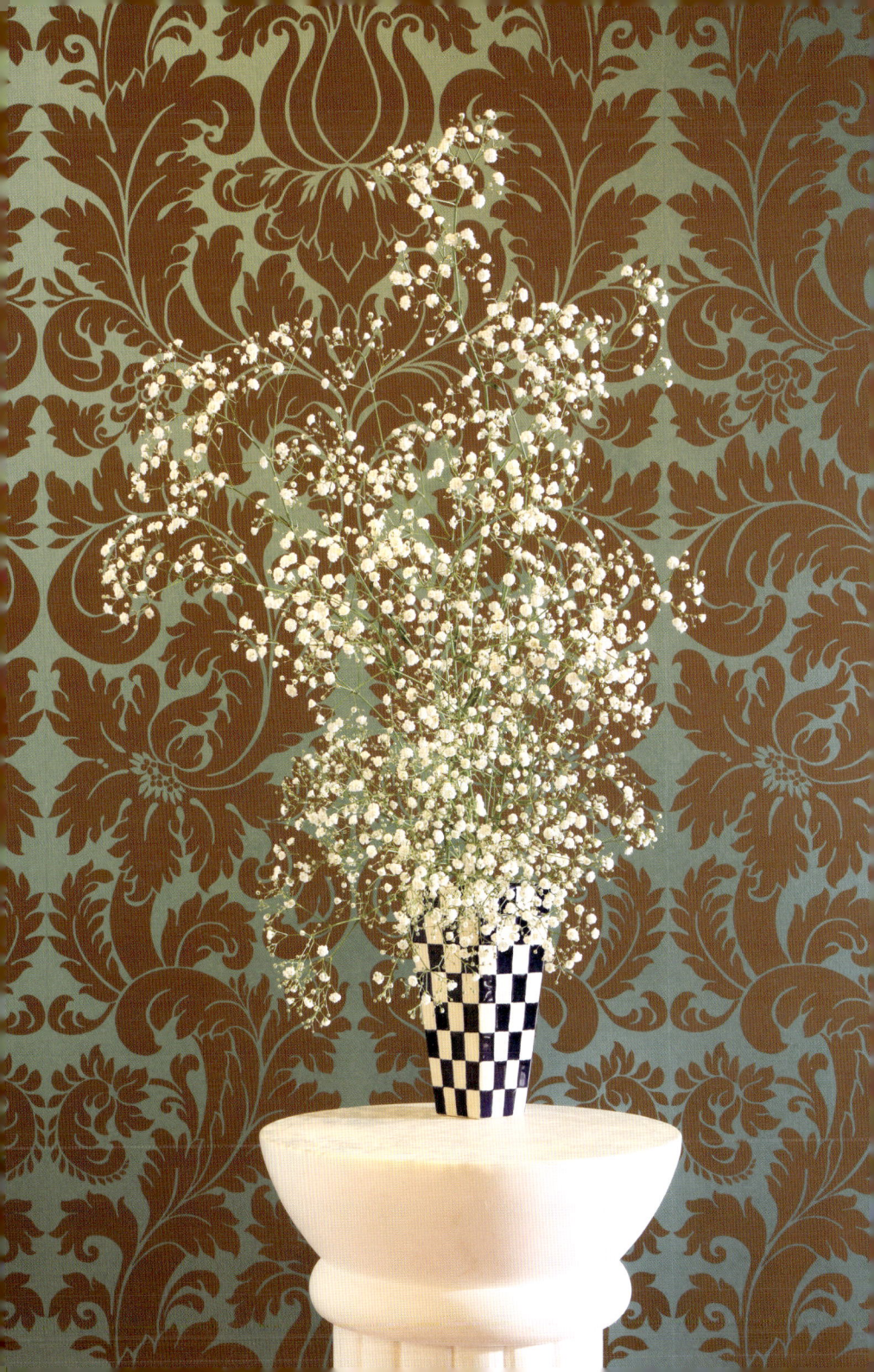

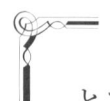

とてもパワフルで存在感のあるお花

　ナデシコ科の一年草で、5月から初夏の頃に咲くお花です。花名のかすみ草は、細かく分かれた沢山の枝先に小さく可憐な白い花をつける様子が、春霧のように見えることにちなみます。主役を上手く引き立たせてくれるので、とても重宝するお花で、女性のメイクの下地のようなものでしょうか？　使うことにより、とても主役が際立つのです。そして何よりも花持ちがとても良いのです。また、どんなお花とでも相性が良く、臨機応変という言葉がぴったり。

　白が主流ですが、最近では改良が進み、ピンクやムラサキ、水色などのカラフルな色も市場に出回るようになりました。とても素敵で色々な使い方ができ、楽しみ方も増えました。

　それほど存在感のないお花だと思われがちですが、私がいけていて感じるのは、とてもパワフルで存在感のあるお花だということです。かすみ草だけのブーケって何だか素敵で洗練されていませんか？　独特の迫力が感じられるのです。私の中でのお花のイメージとしては、芯が強くて安心感を人に与える世渡り上手のお花というところ。主役を引き立たせるような縁の下の力持ち的存在で、可憐な佇まい、まるで古（いにしえ）の日本女性のようなお花ですね。

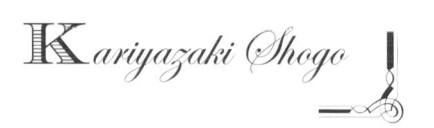

Kariyazaki Shogo

Baby's breath [かすみ草]

ついて行きますどこまでも

身体を弛緩させ精神を落ち着かせる

　かすみ草は中医学でいうと、不眠症に効く名脇役として有名な花ですが、花言葉のひとつに「夢見心地」というのがあります。まさに不眠症のための花で、不眠症の人がなかなか寝付けない時に、寝室にちょっと飾ると気持ちが落ち着き、調和がとれて眠れやすくなります。効能的には身体を弛緩させ、精神を落ち着かせる効果があるといわれています。

　いつもは他の花を引き立たせるために使われる脇役ですが、かすみ草だけをいけてみるのも楚々とした雰囲気の中に素敵な存在感があり、なかなか素敵な空間を演出してくれます。ぜひ一度試してみて下さい。

　不眠症の緩和の他には気持ちを落ち着かせる効果もありますので、家族が集うテーブルの上などに飾ると和やかな時間を過ごせることでしょう。また、集中力を高める効果もありますから、仕事用のデスクや会議室、勉強部屋に飾ると、仕事や勉強の効率化を図れること間違いなしでしょう。

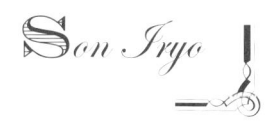

Son Iryo

[ケイトウ]

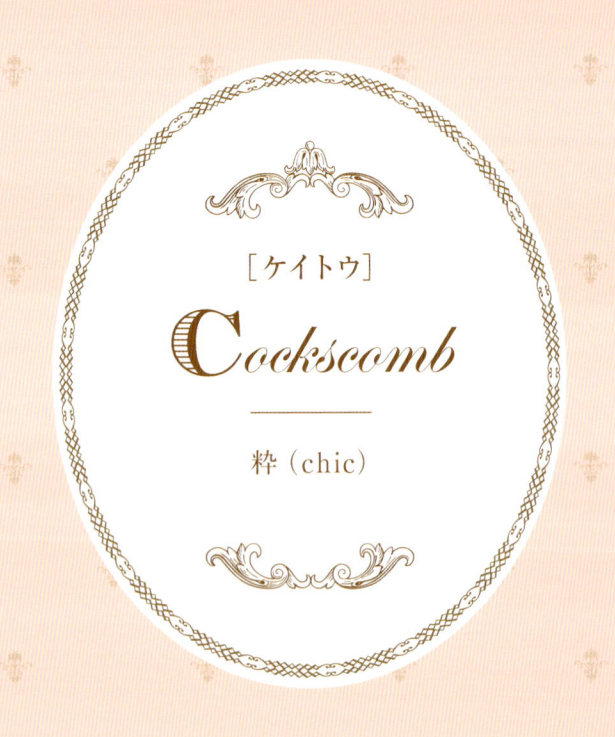

Cockscomb

粋（chic）

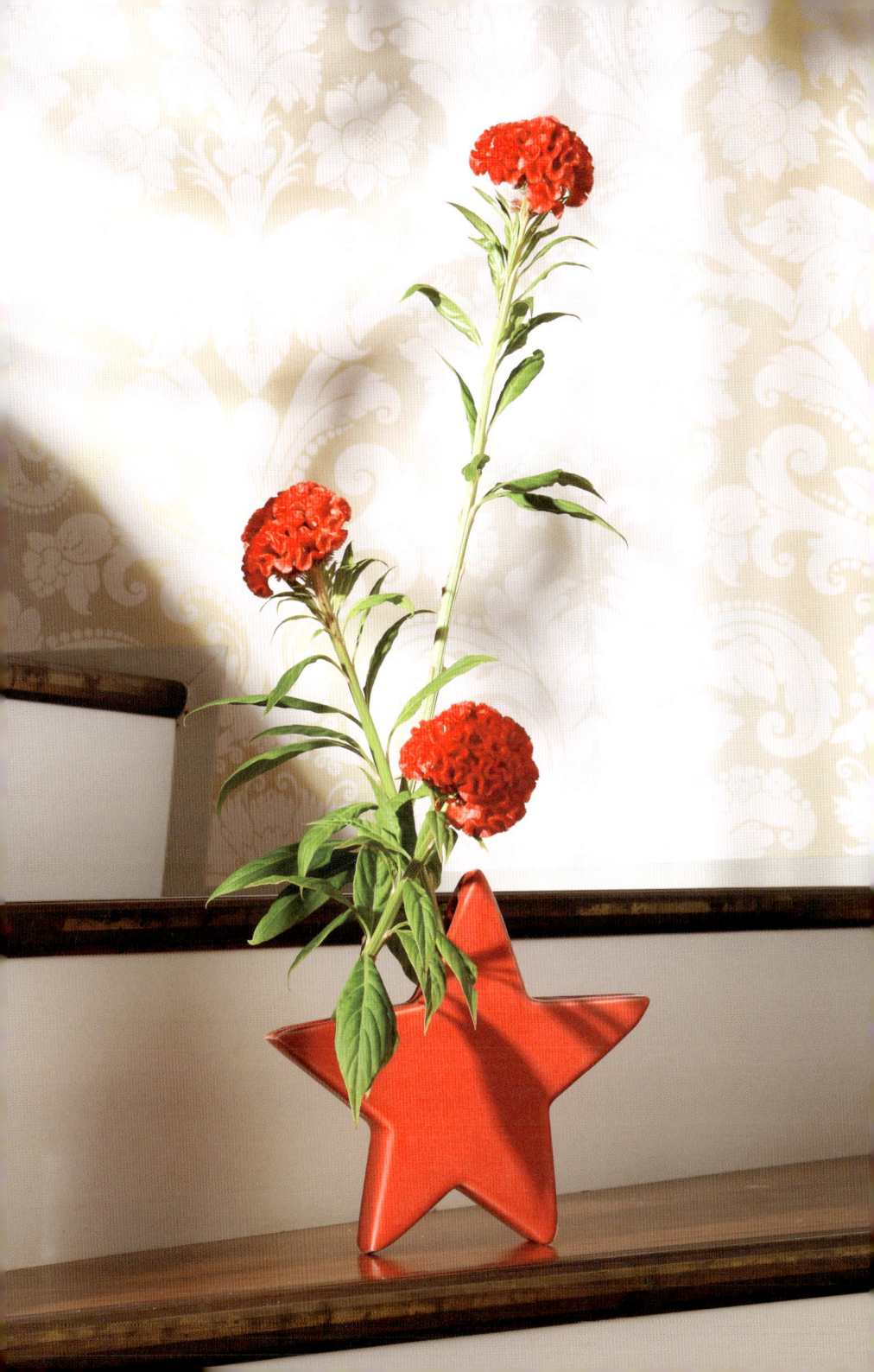

少年時代に衝撃を受けた若冲のニワトリ絵

　ケイトウはナデシコ目ヒユ科の一年生植物です。このニワトリの鶏冠(とさか)に似た大きな花は色鮮やかで、赤、桃、橙、黄、紫色などカラーバリエーションも豊富。毎年、恒例となっている目黒雅叙園・百段階段での個展では、ひときわ大きく立派なケイトウを必ず使います。菊や吾亦紅（われもこう）、オミナエシなどと組み合わせたり、オレンジ色に色づいたツルウメモドキと一緒にしてみたり、組み合わせが色々と楽しめるのが醍醐味でもあります。

　ケイトウをいけながら思うのは少年時代のこと。私は、東京の練馬区にある石神井東中学校に通っていたのですが、ある時の美術の時間に江戸時代の画家、伊藤若冲のニワトリを描いた作品を先生が見せてくれたのです。その瞬間に雷に打たれたかのごとく衝撃を受け、すぐに若冲のファンになってしまいました。若冲の絵画の中のニワトリの雄々しさ、凛々しさ、気高さ、躍動感に参ってしまったのです。

　ケイトウ＝鶏頭の花は読んで字のごとくまさにニワトリの鶏冠のようですから、いけるたびに若冲の作品が脳裏に浮かび、そしてもうすぐ寒い冬が到来するのだなとケイトウの花を通して季節を感じるのです。

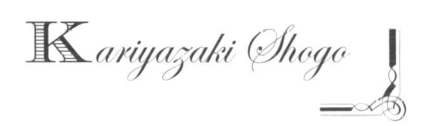

Kariyazaki Shogo

Cockscomb ［ケイトウ］

粋（chic）

気の流れを整えて、鎮痛、鎮静に効果

　夏から秋にかけて個性的なフォルムの花を咲かせるこの花は、中国では鶏冠花、英語ではCOCKS COMBというように、どの国でもニワトリの鶏冠をイメージさせるようです。

　ケイトウは見ても飾っても楽しめるのですが、この花には空気中に発散された芳香成分が気の流れを整え、鎮痛、沈静、消炎などの効能があるといわれています。また生薬の鶏冠花としても有名で、これはケイトウの花を乾燥させたものなのです。

　効果としては、肝、腎に働きかけて止血、整腸作用による止痢に非常に有効なので、中医学では煎じた液体を服用してもらうようにしています。煎液は凍傷にも大変効果的でよく働きかけますので、この場合は患部を洗ったり、湿布として施すことによって効果を発揮します。また、種子は鶏冠子といい、含まれている油が目や耳の不調を改善するといわれていますし、根や茎の部分も有効的で、乾燥させた後に燻すとネズミ除けとしても重宝するのだそうです。

　現在でもアフリカや東南アジアで食用としている地域もあり、日本でもかつては若葉や若い芽のアクを抜いて油炒めにしてみたり、ごま和えにしたりして食していたようです。

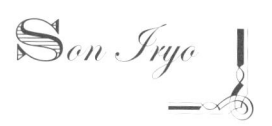

Son Iryo

[リンドウ]

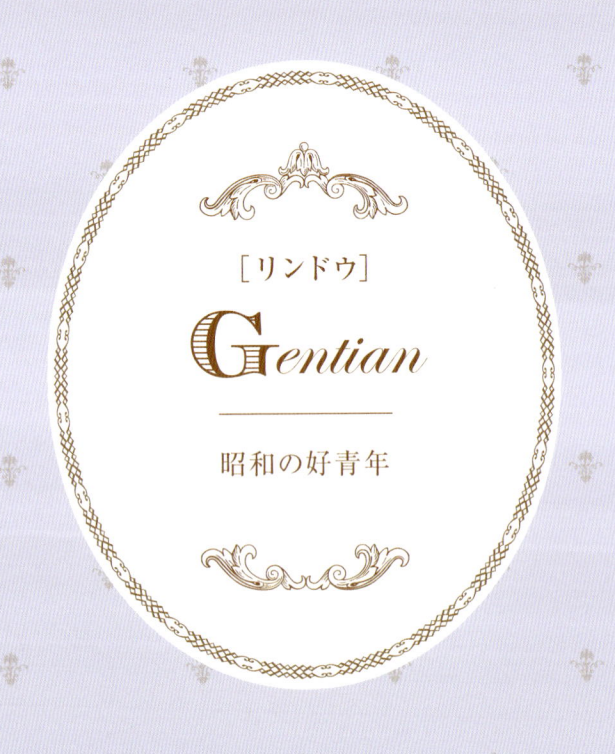

Gentian

昭和の好青年

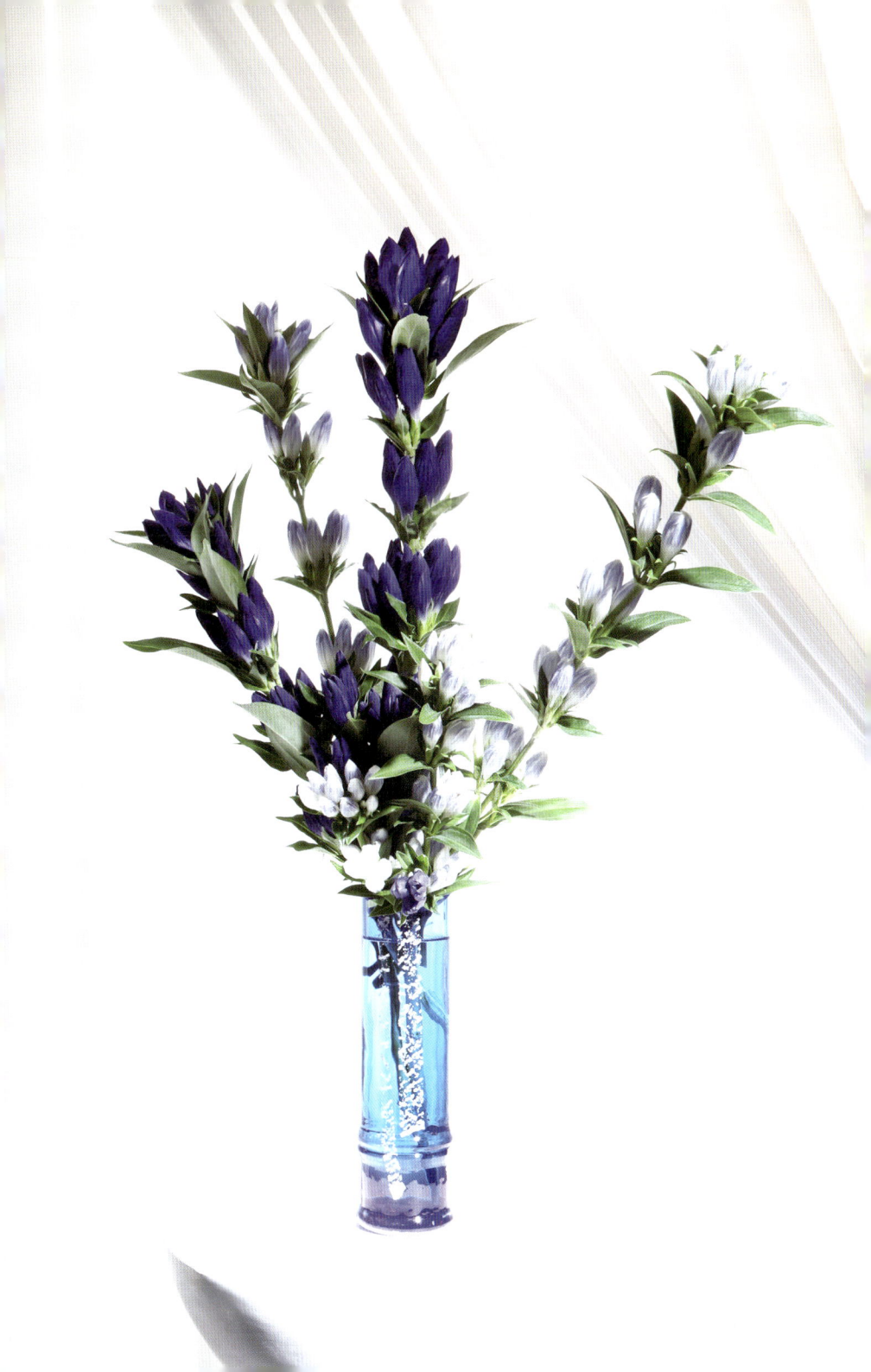

昭和の好青年のようにとても凛々しく頼もしい

　秋を代表するリンドウ科のお花。私がリンドウをいける際には、秋を意識して菊やオミナエシ、桔梗、すすき、ケイトウなどと一緒に混ぜ挿しするのが好きです。花瓶よりも籠がとってもよく合うお花です。

　風情があるので秋の雰囲気を出したい時などにはよく使います。野趣があり楚々とした様子は、桔梗ともまた違った魅力があり、1本で咲いている様はとても凛々しく頼もしい印象が素敵ですね。昭和の好青年のようなイメージです。

　日本人になじみの深い家紋の意匠にも、このお花をモチーフとしたものが多々あります。花は開き実のなるものですから縁起が良いと思われていたのでしょう。吉兆を表現するものとして梅や桜、なでしこ、水仙、橘、藤、牡丹、菫、桔梗などと並んでリンドウも家紋として存在します。

　古くから日本人はお花を愛で、四季の変化を自然界から感じることにより自らの感受性を育てて来たのです。

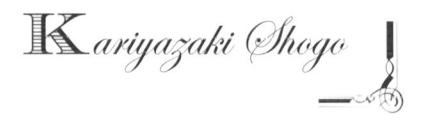

Kariyazaki Shogo

＃ *Gentian* [リンドウ]

昭和の好青年

消化促進、胃酸過多、胸やけや食欲不振に

　かつては沼地や田んぼ、畑の畔道や水辺に秋の風物詩としてリンドウの花をよく目にしたものですが、近頃ではなかなかお目にかかれなくなってしまいました。生薬としては竜胆（りゅうたん＝あまりにも苦味が強くてまるで竜の肝のごとくといわれたことから）といい、健胃薬として有名で、服用するとその独特の苦みが舌に作用し脳に働きかけ、胃液分泌を盛んにして機能を高め、消化促進、胃酸過多、胸やけや食欲不振に上手くバランスをとりつつ促進する作用があります。また中国においては、高血圧から来るめまいや頭痛、耳鳴り、膀胱炎にもよく作用するといわれています。

　お部屋に飾る場合は、肝臓機能に上手く働きかけます。リンドウの芳香成分には機能低下した肝臓の動きを促進させるエネルギーがありますから、飲み過ぎて二日酔いになった方、常日頃から飲酒する習慣があり肝臓が疲れている方、ただ単に肝臓の働きが悪くて疲れやすい方などにとてもお薦めの花です。また西洋においてはゲンチアナの名前で、やはり健胃薬として古い時代からその効能が認められ愛飲されています。

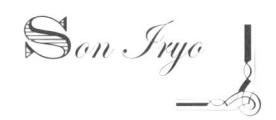

Son Iryo

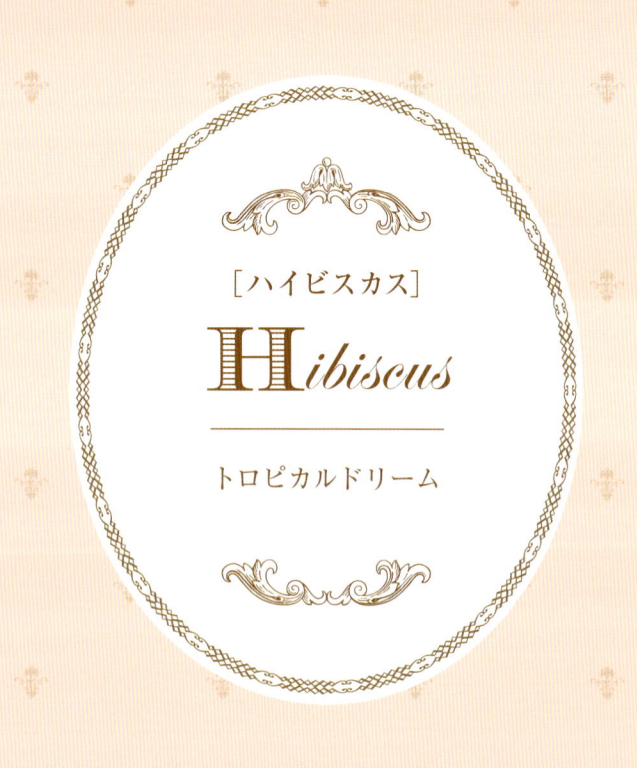

［ハイビスカス］

H*ibiscus*

トロピカルドリーム

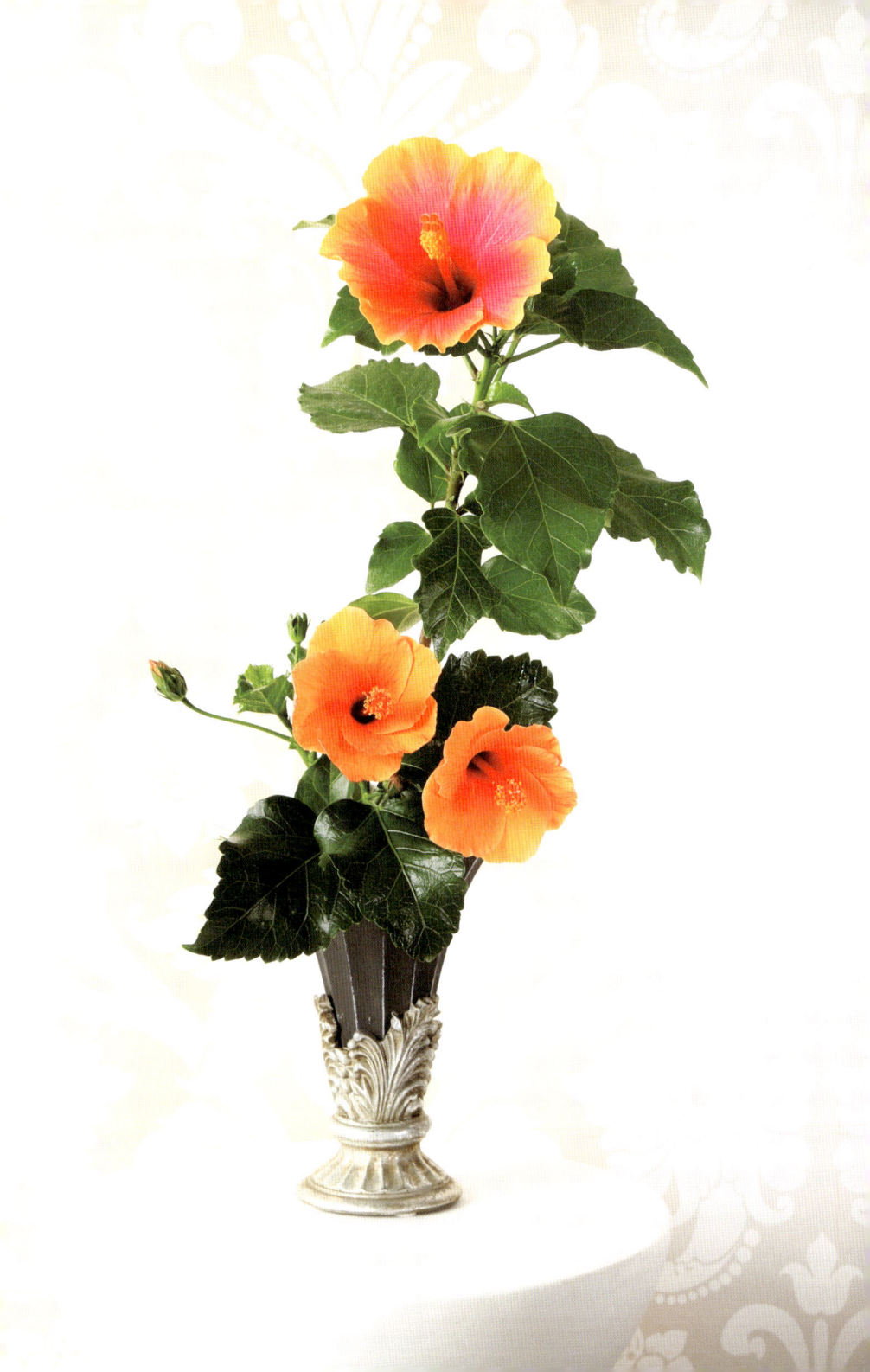

食用としてのハイビスカスも魅力

　ハイビスカスはハワイや沖縄など南国のリゾートイメージがいっぱいのフヨウ科の大きなお花が咲く植物です。鉢植えでは長い間楽しめるのですが、私の展覧会では1度も使用したことがないんです。切り花としてはほとんど流通しておらず、ハワイでも耳元に挿すような花の部分だけを使うのが主流です。花は1日で枯れてしまうため、今回は鉢植えを買っていけてみました。

　私は食用としてのハイビスカスが大好きで、甘酸っぱい香りと程良い酸味が何とも言えないほどたまらなく美味なのです。以前、ドイツのクリスマスマーケットを訪れた際に買った紅茶は、ハイビスカスと数種類のドライフルーツをミックスしたフルーツエネルギーたっぷりの酸味の効いた美味しいお茶でした。ベトナムの避暑地として名高いダラットはお花の栽培が盛んで、ここのハイビスカスティーは、超高級品で本当に美味しく感動モノです。

　日本で手に入るものとしてはハイビスカスの瓶詰があります。1輪だと多すぎるので少し小ぶりにカットしてシャンパーニュや白ワインに入れると、ロゼ色の世界が広がります。またプレーンヨーグルトやバニラアイスに添えたり、寒天やゼラチンで固めて夏らしいデザートを作るのも素敵です。

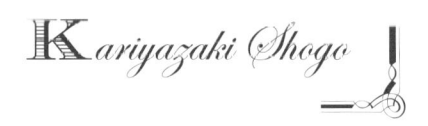

Kariyazaki Shogo

Hibiscus [ハイビスカス]

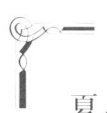

トロピカルドリーム

夏バテのエネルギーチャージに

　中国では朱槿と呼びます。目にも鮮やかな南国風の強い色合いが鮮やかなハイビスカスは、ハワイ州の州花であり、マレーシアでは国花として定められています。日本では沖縄でよく目にしますが、これは防風林としての役目を備えているからだそうです。ハイビスカスの枝はとても丈夫で直接地面に植えると3メートルくらいまで育つそうです。

　そんなハイビスカスは寝苦しい夜が続いてエネルギーを必要以上に消耗してしまう夏バテ状態の時には、素晴らしいエネルギーチャージをしてくれます。そういえばハワイの女性は耳の上に一輪のハイビスカスを挿していますね。右に挿すか左に挿すかで意味が変わって来るのはご存知でしょうか？　未婚の場合は右に、既婚の場合は左に挿すという決まりがあり、女性だけでなく男性も花を挿すそうです。

　観賞用のハイビスカスとは違う種類ですが、ハイビスカスティーにはビタミンCが豊富でクエン酸もたっぷりなので、美容や疲労に効果が期待でき、また、アレルギーにもいいです。嘘か本当かわかりませんがかのクレオパトラも愛飲していたそうです。

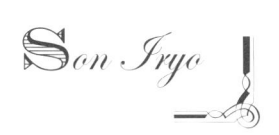

Son Iryo

［牡丹］

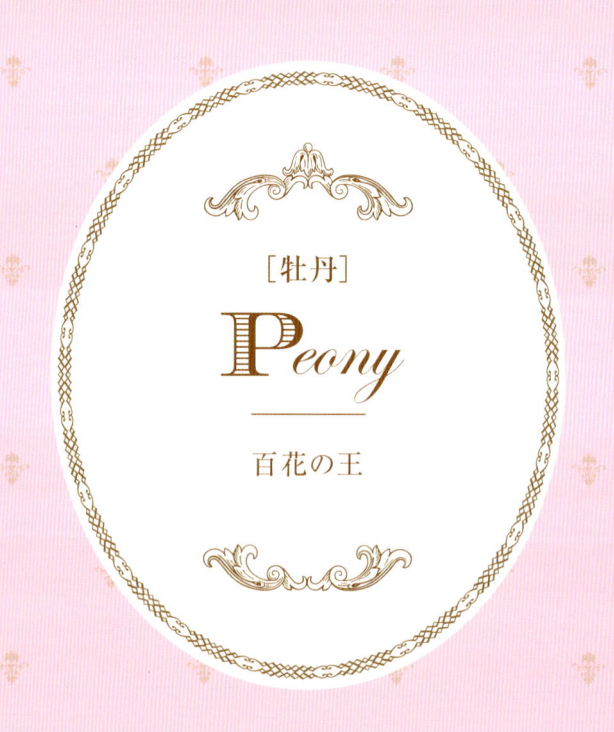

Peony

百花の王

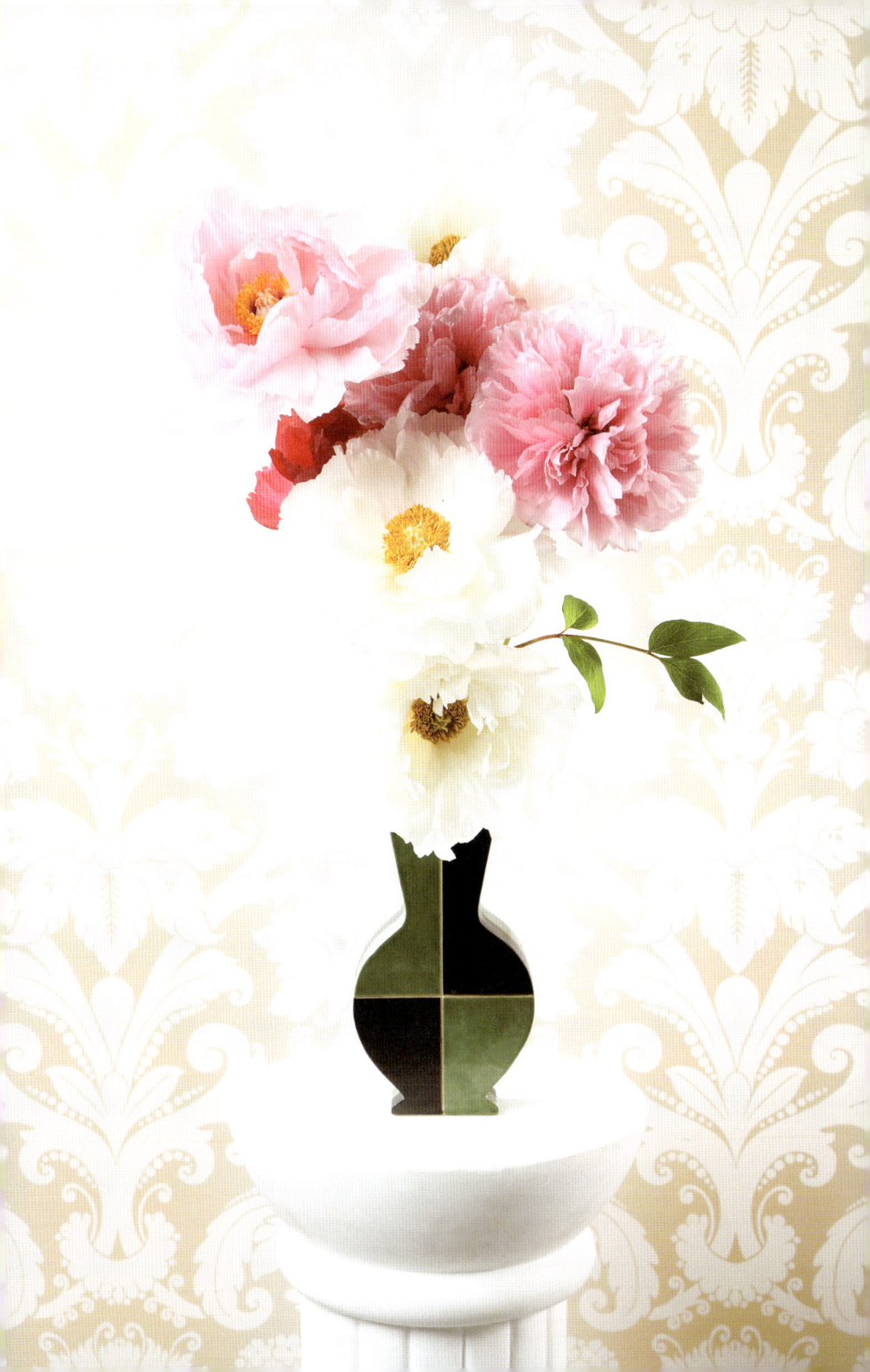

品格と美しさは百花の王と呼ぶにふさわしい

　東洋的でとても華麗な花姿は、どのお花にも負けない豪華絢爛な迫力があります。牡丹はボタン科のお花で、一般的には4月～5月に咲き、冬に咲く寒牡丹や冬牡丹などの種類もあります。私個人的にも大好きなお花ですし、お客様からの反応も大好評なので、展覧会でもよく展示させていただいております。

　作品としていけるだけではなく、鎌倉の鶴岡八幡宮などの一角にある牡丹園などに出かけては、満開の牡丹を愛でるのも大好きです。何がそんなに魅力的かというと、やはり牡丹にはその花の大きさも去ることながら、有無を言わせぬ品格があり、何事にも動じないような美しさが感じられるのです。

　牡丹で有名な島根県の由志園さんとは、随分と長い間良いご縁をいただいているのですが、日本一の牡丹園という素晴らしさもそうですが、ここでいただいた牡丹の花びらの天麩羅の美味しさといったら何とも言えないのです。また、牡丹の時季になりますと、由志園内にある日本庭園の池に3万輪もの牡丹が浮き花としてあつらえられ、その景観はただ圧巻としかいいようがありません。牡丹の里はお食事や景観の全てがとてもロマンチックでエレガントしょ？　まるでどこかの物語のお姫様になったかのような気分でした。

　私がデザインする着物の婚礼衣装にも牡丹をデザインしていますし、とても豪華絢爛に着物を引き立ててくれます。

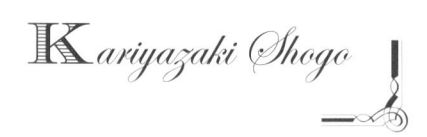

Kariyazaki Shogo

[牡丹]
Peony
百花の王

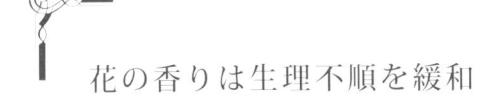

花の香りは生理不順を緩和

　牡丹の根の部分は古来より薬効があるとされ、漢方材料として重宝されてきました。牡丹皮といい、消炎、鎮痛、止血などに優れた働きをするといわれています。茎の部分はイライラを鎮め、血液循環に作用します。また花の香りに関しても血液循環に関係しており、生理不順などを緩和します。

　この優雅であでやか、麗しい花は中国原産ですから、この花に対する中国人の思いは日本人が桜に対して抱く感情と似ているところがあるかもしれません。中国では富貴の象徴として崇められ、観賞用、薬用として古くから愛されてきた花です。

　薬用としては古くから認識され、書物にも記載がありますが、李白や白居易（白楽天）など中国を代表する詩人の文学作品などに登場して人々に親しまれるようになったのは、唐の時代以降のことです。中国の国花は梅ですが、清朝の時代には国花に準ずる扱いだったそうで、夫人の髪飾りにもよく使われておりました。

　日本でも立てば芍薬、座れば牡丹、歩く姿はユリの花といわれて美人を表現する素敵な言い回しとして牡丹が登場していますね。

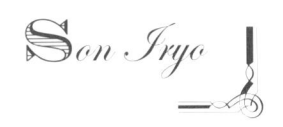

Son Iryo

[アジサイ]

Hydrangea

七変化

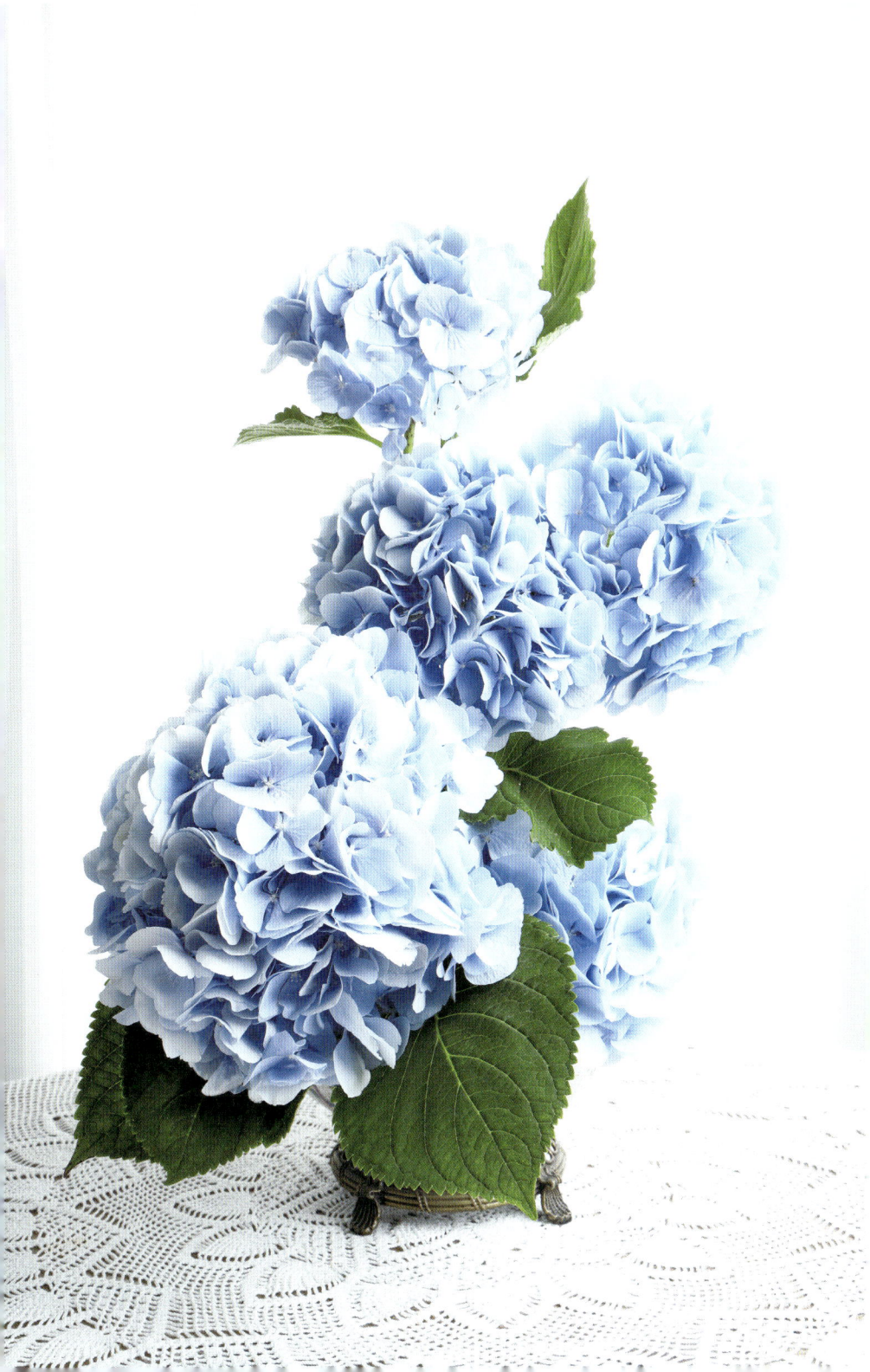

自然の妖しさを感じさせる七変化

　アジサイはアジサイ科の植物で6月から7月にかけて開花し、白、青、紫または赤色の萼が大きく発達した装飾花を持っており、日本原産の植物です。

　昔、少年の頃に住んでいた石神井の家の庭には隣の家との境界線にアジサイが植えてあり、しとしと雨が降る日には、より一層鮮やかな発色を放つアジサイに宿題もせずにボーッとして夢中になってしまいました。今思い起こせばずいぶんと風情があった時代でした。境界線に塀ではなくて自然の息吹が感じられる植物が植えてあったのですからね。

　アジサイの七変化とでもいえばよいのか、色のグラデーションに不思議さと自然の妖しさを感じつつ、あの向こうは別の家族のテリトリーなのだと考えるとなんだか単なるお隣さんとの境じゃなくてもっと別のワンダーランドが潜んでいるのではないかと子供の空想が広がったものです。おそらくアジサイが放つ不思議な妖艶さが子供心にもそそるものを感じさせたのだと思うのです。

　アジサイは根をしっかり張るので天然の土砂崩れ防止にも優れた植物で、北鎌倉のアジサイ寺こと明月院は素晴らしい景色を見せてくれます。

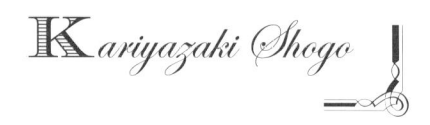

Kariyazaki Shogo

Hydrangea
[アジサイ]

七変化

肉体的な疲労や目の疲れに良く効く

　中医学的には肝に働きかける作用が優れているといわれ、肉体的な疲労や目の疲れに良く効きます。肝に来る疲労感というのは、主に怒りやプレッシャーから来るストレスが原因の肉体疲労のことを指します。土壌の酸性度の割合によって色を変えて美しく咲くアジサイには、紫や青、ピンク、渋い鉄色などがあり、梅雨空のようにふさぎこんだ気持ちを軽やかに補足してくれますから、ゆったりとリラックスした気分になるといわれています。

　漢字の「紫陽花」の語源は、中国を代表する唐の時代の詩人・白居易が名もない花の名を尋ねられ、その場で即興で「紫陽花」という名を付けて詩を読んだことに由来します。しかし、私たちが知る日本の雨天の空の下しっとりと咲き誇るアジサイと、白居易が目にしたアジサイは、どうやら別の種類の花ではないかといわれており、それはライラックの花だったのではないかとも伝えられています。残念ながらタイムマシーンでも発明して唐の時代に行かない限り確認することはできませんが、歴史ミステリーとしてのロマンにしておきましょう。中国では現在は「アジサイ」を「紫陽花」と書きません。「八仙花」もしくは、「緑球花」と書きます。もともとが日本原産の植物で、植物学者シーボルトがヨーロッパに広めたといわれています。

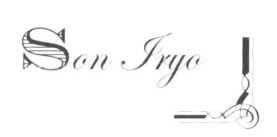

Son Iryo

カーリィの
ちょっとおフランス♪

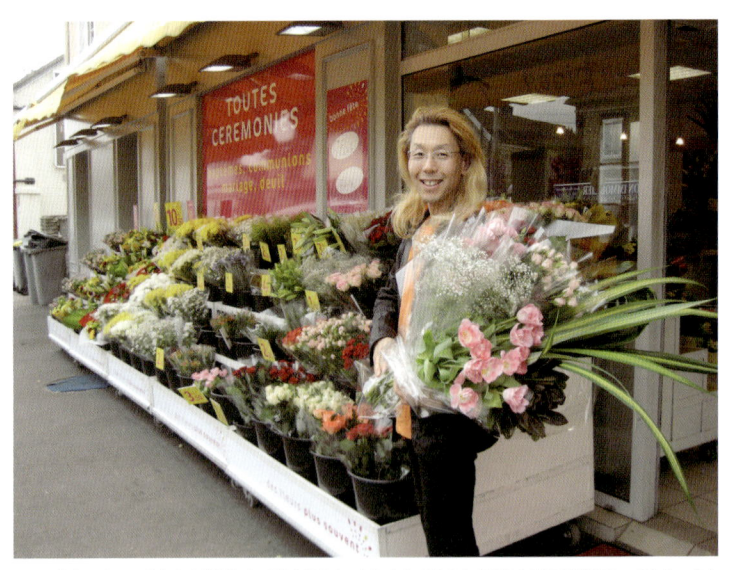

パリの街角のちょっとしたお花屋さんで花を購入し、これからパリのお友達のお家に遊びに行ってきま～す！

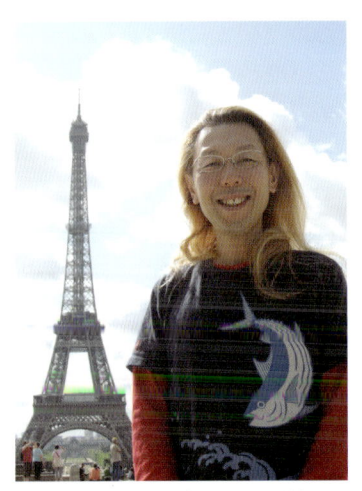

シャイヨ宮を見渡す眺めの良いトロカデロ広場から、エッフェル塔をバックにハイ・チーズ！

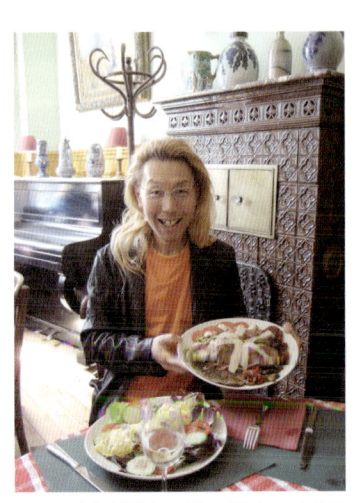

パリのお友達が歓待して下さいました！　こんなご馳走に舌鼓♡　楽しい時間を過ごしましたよ！

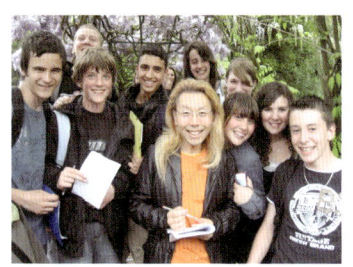

ジベルニーにあるモネの庭を散歩していましたら、パリの学生達に囲まれて、サインを求められちゃいました！

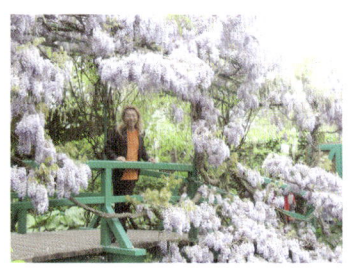

モネの庭は5月の末になると、こんなに藤の花がわんさかと咲き乱れ、本当におとぎの国に迷い込んだかのよう！

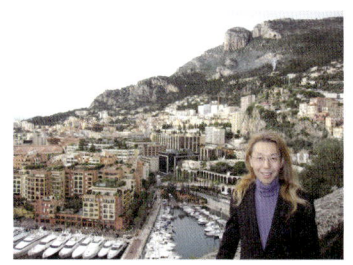

コートダジュールの小高い丘の上からの眺め。ヨットハーバーがいかにもリゾート地って感じです！

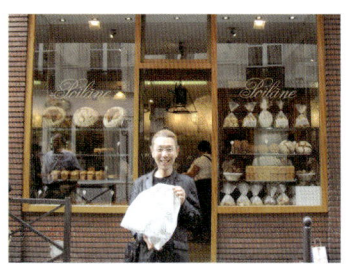

早起きした朝は、近所のパン屋まで朝食用のパンをパリっ子のように買い出しに行くことが多いんですよ♪

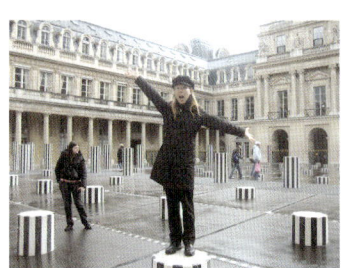

パレロワイヤルの大好きな空間。ダニエル・デュランのオブジェと建物の絶妙なコンビネーションに刺激されます！

私のお気に入りのパン屋さん。セーブル・バビロンヌ駅から徒歩5分程の距離にあります

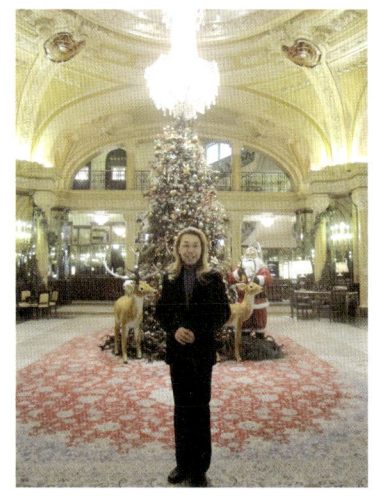

冬のパリは、クリスマス装飾にも手抜きがありません！どのホテルに行ってもロビーには立派でゴージャスなクリスマスツリーがデコレーションされています

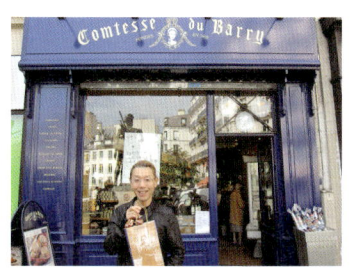

カーリィの
ちょっとおフランス♪

フランスの薬局事情にビックリ！

　フランス語には薬局を意味する単語が3つあることを知って驚いたの！　まずは「ファーマシー」。これは、みなさんもおわかりですね。英語のファーマシーと同じ意味で、いわゆる大手メーカーが近代的に化学合成によって生産した薬を中心に販売する、ごく一般的な薬屋さんのこと。

　次にちょっと舌を噛みそうな「エルボストリ」。いわゆる薬草薬局のこと。フランス語ではハーブをエルブと読むのでエルボストリというのだけど、この薬局にはハーブをオーダーメイドで調合してくれる薬剤師さんがいるのです。西洋漢方薬局とでもいえばみなさんわかってもらえるでしょうか。

　エルボストリは重い病気の治療薬というより慢性的な不調、生活習慣から来る症状や不眠症、消化不良、季節の変わり目に感じるちょっとした体調不良、頭痛、冷え性なんかには本当に強い味方。体調不良の犬や猫が草花を食んで体調を整えるでしょ？　人間もまさしく同じで、昔から体調を整えるために植物の力を主に利用していました。

　野生の草花は特にエネルギーが強く、乾燥状態だとよりよく作用す

るのだそうです。ハーブティーや薬茶がそのもの。威力は高くても、身体にはとっても穏やかに作用します。でも、過剰摂取はしないようにエルボストリと相談して適量を飲用して下さいね。

　最後は「ラポティケール」といって覚えにくい名前だけど、中世の修道院の薬剤師のこと。その昔、修道院ではハーブを使って身体を整える治療が行われ、病に倒れて神に救いを求める人々を、薬草で治癒しました。
　フランスにはエメラルド水という、それは美しい万能の化粧水があって、これはアルコールにハーブを調合して浸したもののこと。レシピは門外不出の秘密で、肌の保湿やうがい薬としての効果もあり、軽い風邪のひき始めなんかにちょっと飲んだりして予防するのだそうです。

　17世紀のフランス貴族のセヴィニエ侯爵夫人が書いた手紙には、「落馬して捻挫した足首に塗ったら治った！」という言葉が残っています。見て癒されるだけではなく、香りや成分を体に摂取することで体調を整える効果もある植物や花のエネルギーの高さには驚くばかり！　そんな由緒ある背景なのに、今ではファーマシー系の店のこともラポティケールと呼ぶようになってしまったので、少し残念に感じてしまいますね。

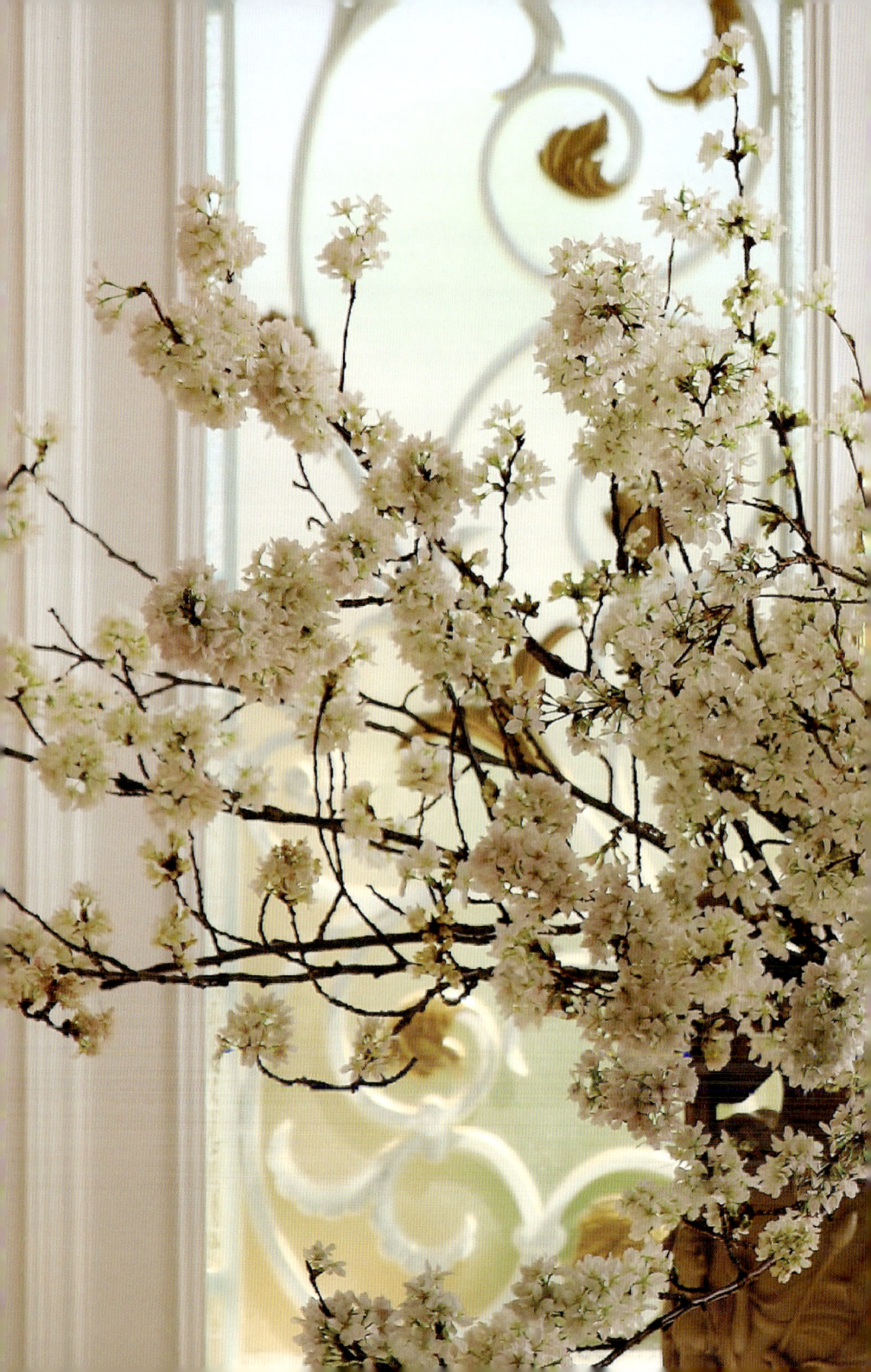

[桜]

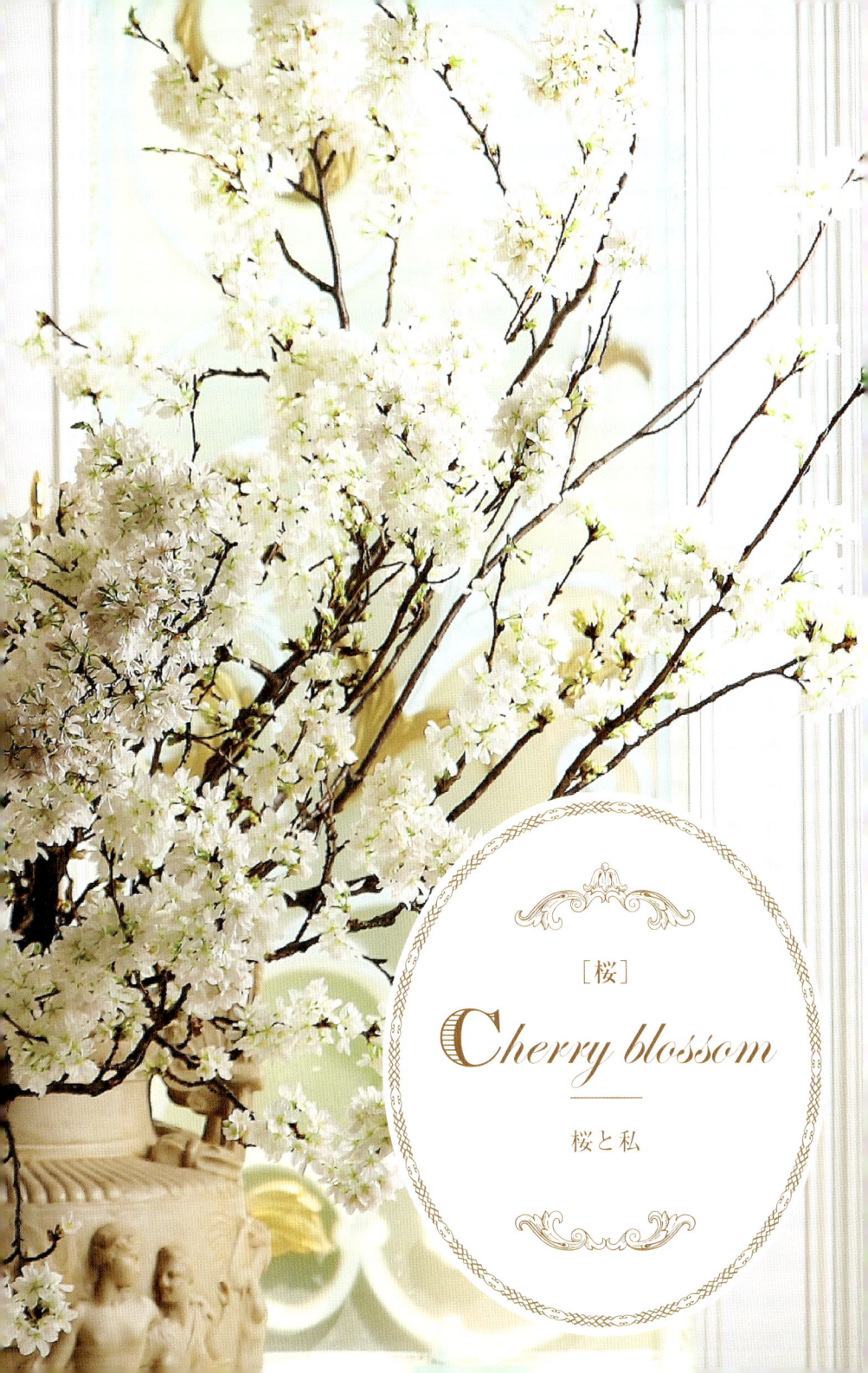

Cherry blossom

桜と私

自宅の桜の木とともに成長した私

　大好きとしか言いようのないお花。どれくらい好きかって言うと、かつて京都に4週連続日帰り旅行でただ桜だけを見に行ったこともあるくらい好きなのです。金閣寺をもう少し山寄りに入ったところに原谷苑があり、そこの桜は素晴らしいとしか言いようがありません。本当にこの世のものとは思えないほどの幽玄な美しさにうっとりとします。この山沿いの桜の名所は知る人ぞ知る素敵な場所なのです。

　桜といえば、私が誕生した記念に両親が自宅の庭に桜を植樹してくれました。今は亡き両親は毎年自分の成長と桜の成長を見比べながら楽しんでいたのだと思います。また、自分自身も毎年桜の木の成長を楽しんでいたものです。しかしなぜか理由はわかりませんが私が中学生の頃に桜の木を切られてしまい、とても残念で悲しかったのを覚えています。

　春のシンボルとしてこの時季に行われる展覧会には必ず桜を使います。また、着物のデザインにもしだれ桜をデザインしているのですが、考えてみればこの時季にしか着用できない非常に贅沢なデザインの着物です。四季がはっきりとしている日本でこそ味わうことのできる楽しみでもあります。

　古来から日本人は季節感を大切にしてきたのでいろんな風流な楽しみ方が生まれたのですね。中国人にとっての梅のように、日本人にとって桜は別格なお花といえるのではないでしょうか。

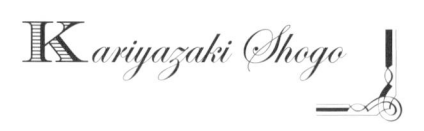

Kariyazaki Shogo

Cherry blossom

[桜]

桜と私

花の香りは二日酔いの不快感を緩和

　桜の葉は抗菌作用に優れており、胃腸の調子を整えたり、下痢を止めたりする効能があります。和菓子でも桜の葉の塩漬けでお餅などを巻く「桜餅」などはそんな理由があるからなのです。桜の花の芳香は、解毒作用に優れ、熱をとったり、二日酔いの不快感を緩和したり、喘息や痰、咳に良く効果があると考えられています。桜の咲く頃に、桜の下でお酒を飲んで楽しく過ごす「お花見」もその効果があってこそ、日本が誇る毎年の恒例行事となっている由縁かもしれません。

　日本の国花である桜は、中国では小陽春といいます。奈良時代の日本は中国文化の影響が色濃く、和歌などに詠まれる花といえば梅でした。しかし、今では日本の文化と切っても切り離せないほどの太いつながりがあります。

　中国でも花といえば梅を愛でたものですが、近頃では旧正月ではなく、花見の時季にあわせて日本観光に来る中国人がとても増えています。散りゆく花のはかなさや美しさを愛でる日本人に影響されたのでしょうか、中国でも桜に注目が集まりつつあります。中国にも桜の木はあるのですが、日本で見る桜はまた別格なのかもしれません。

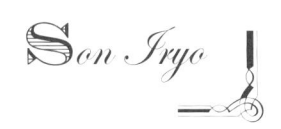

Son Iryo

［アネモネ］
Anemone

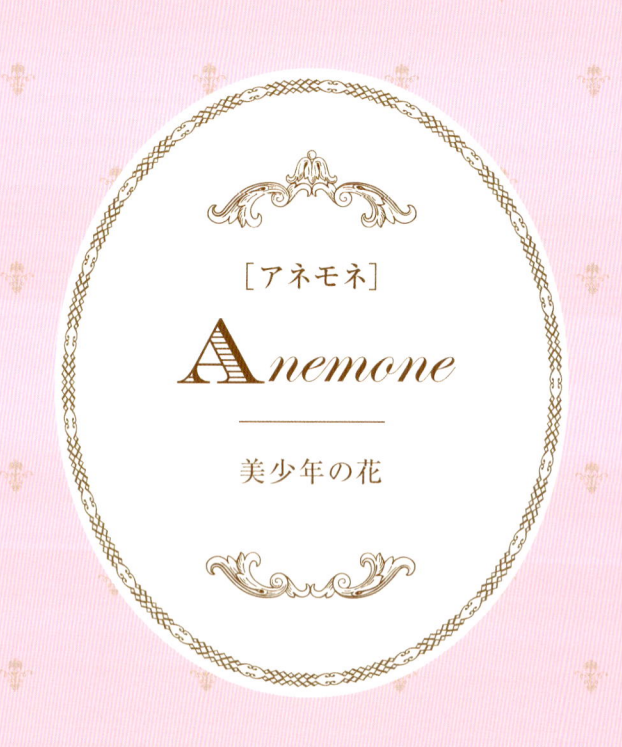

美少年の花

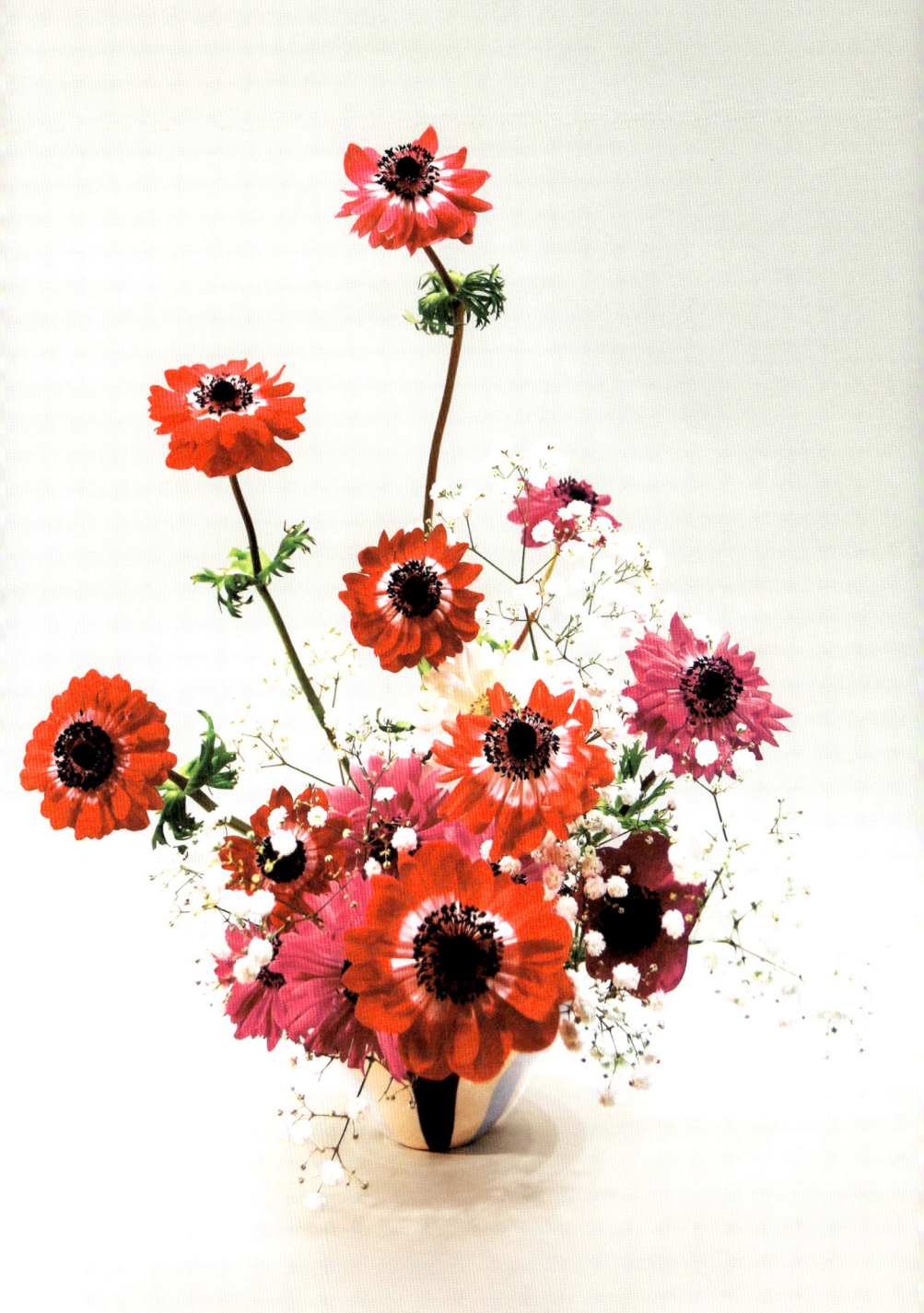

美少年アドニスの化身のお花

　キンポウゲ科のアネモネは、早春の頃に咲くお花です。園芸少年だった私は、秋になるとアネモネの球根を庭に植えるのが毎年のお決まりごとでした。アネモネの球根は小指の先端ほどの茶色で小さく繊細なもので、球根というよりは太っちょの種みたいだなと思っていました。

　小さいながらもちゃんと上下がありますから、間違えたら大変です。アネモネの上下はチューリップやヒヤシンスなどの球根と違い逆なので、ちゃんとしっかり上下を見極め、先端のとがった方を下にして大事に植えたものです。丹精込めて育てた植物が育ってくると、子供ながらに本当に嬉しくて、とても幸せな気分になりました。

　アネモネの茎はちょぼちょぼと産毛があり、それも繊細で好きなのですが、花自体もとても繊細で、神秘的な魅力をずっと感じていました。その雰囲気からギリシャ神話においては美少年アドニスの化身という話が生まれたのでしょうね。アドニスの血が赤いアネモネになったのだと言い出したのはいったい誰なのだろうか気になるのですが、まさにそうかもしれないと思わせるそんな魅力的なお花ですものね、アネモネは。

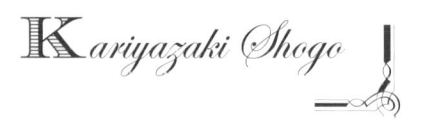

Kariyazaki Shogo

[アネモネ]
Anemone

美少年の花

芳香成分と赤色が気が廻り脾虚を補う

　アネモネの中でも特に赤色の花は貧血に効果があるといわれています。中医学において貧血は脾虚（全体的に気が足りない状態で免疫力も弱く疲れやすいなど）が原因で起こる症状のひとつとして考えられています。脾虚とは気のバランスが崩れて血の流れが悪くなってしまっている状態ですから、血を動かす効果があるアネモネの芳香成分と赤色により気が巡り、脾虚を補うことができるといわれています。

　中国語ではアネモネのことを秋牡丹と書き、比較的高地の清涼で肥沃的な土壌で栽培されています。アネモネの栽培は意外にも中国国内では数百年の歴史があり、主に雲南省、江西省、広東省、福建省、安徽省、浙江省での栽培が盛んで、冬から春にかけて出回る花です。もちろん観賞用ですが、青色のアネモネはアンチエイジング成分であるカイネチンを含んでいることもあり、中国だけではなくヨーロッパでも女性たちから大変人気が高く、様々な種類の化粧品が作られています。ただし、自然のままのアネモネには皮膚炎、水泡、化膿を起こす毒成分があるので鑑賞用の花を肌に塗ったりするのは、お薦めできません。

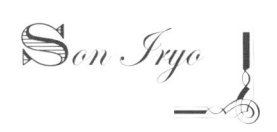

Son Iryo

[コスモス]

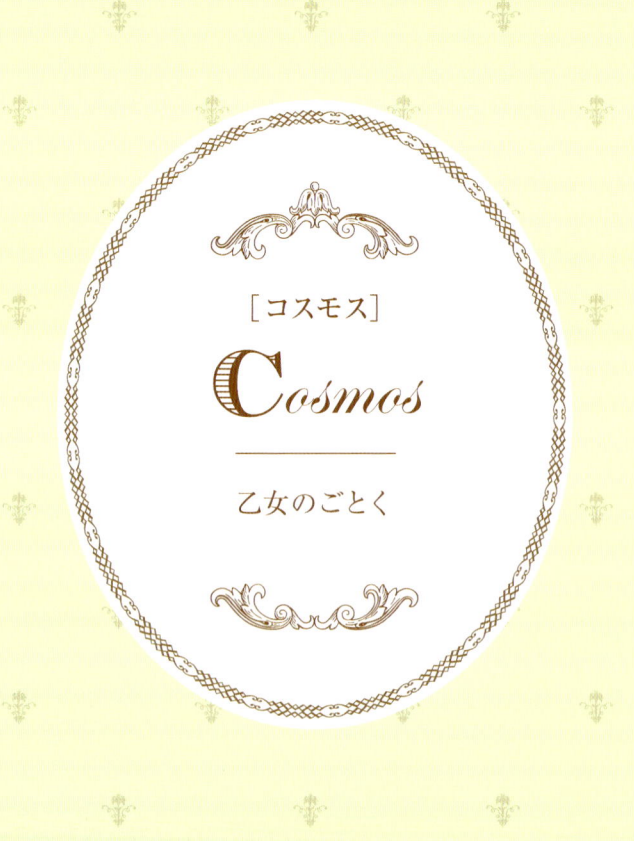

Cosmos

乙女のごとく

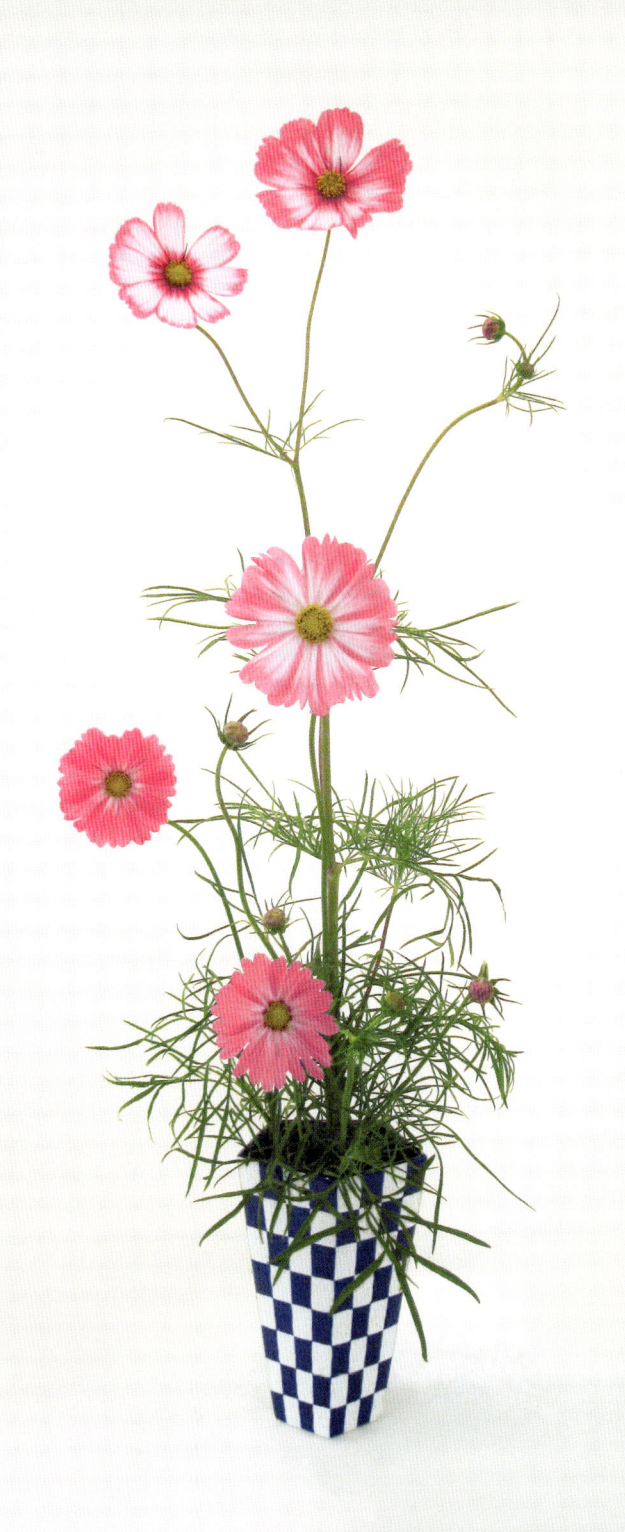

乙女のごとくデリケートで傷つきやすい

　「秋桜」と漢字で書くように、秋の季語としても用いられる秋を代表するお花のひとつです。花言葉である「乙女の真心」、「乙女の純潔」は、まさにこのお花のイメージを上手く表現していますね。

　切り花としては茎も細くて繊細なお花で、時間が経ってしまうと萎れやすくなってしまうため、お花屋さんなどの店頭で切り花のコスモスを探すのは容易ではいのですが、地植え用のポットで求めることは比較的簡単です。細いフワフワとした雰囲気の葉の霞の中に可憐な花が咲く様子は、とても軽やかで清々しいイメージです。

　お庭などに咲いたコスモスを室内で切り花として楽しむのであれば、葉がついたままワインの空き瓶などに挿すだけでも雰囲気が出て室内が明るくなります。ただ、コスモスを長く楽しみたいのであれば、やはりデリケートで傷つきやすい乙女そのもののようなお花ですから、切り花としてよりも鉢植えや地植えで楽しむことをお薦めします。

　メキシコ原産ですが日本の気候にも適しているため、繁殖力旺盛に育ちますから、日本全国各地の観光資源としてもよく使われる優れもののお花といっても良いでしょう。

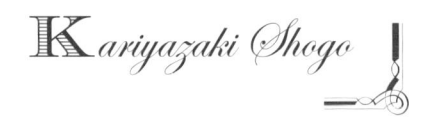

Kariyazaki Shogo

Cosmos [コスモス]

乙女のごとく

季節の変わり目など体調を崩しやすい時に

　腎虚を補うにはぴったりな秋の花です。腎虚とは、中医学では内分泌系や免疫系の働きが悪くなることをいいます。簡単にいいますと、夏バテの代名詞のようなもので、疲れからくる身体のだるさや食欲不振のことを指します。

　季節の変わり目は健康な人でもちょっと体調を崩しやすくなる傾向がありますので、そんな時には秋の花であるコスモスをお部屋に飾るととても効果的なのです。秋風にそよそよと揺れるコスモスはそこはかとない儚さを感じさせますが、実はとても条件の悪い場所でも生息することのできる強い生命力を持った、非常にパワフルな花ともいえます（ただし切り花としては長持ちしません）。

　腎とは、生命力・活力の源であり、先天的に親から受け継いだ気質が大きく作用するとされているのですが、後天的に強くする方法もあります。その方法とは、綺麗な空気の場所で真っ当な食生活を送るという、とても都会では実践できないような高いハードルの方法です。ちょっと都会に暮らす人には困ってしまいますね。

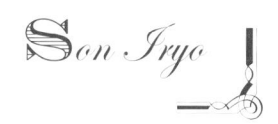

Son Iryo

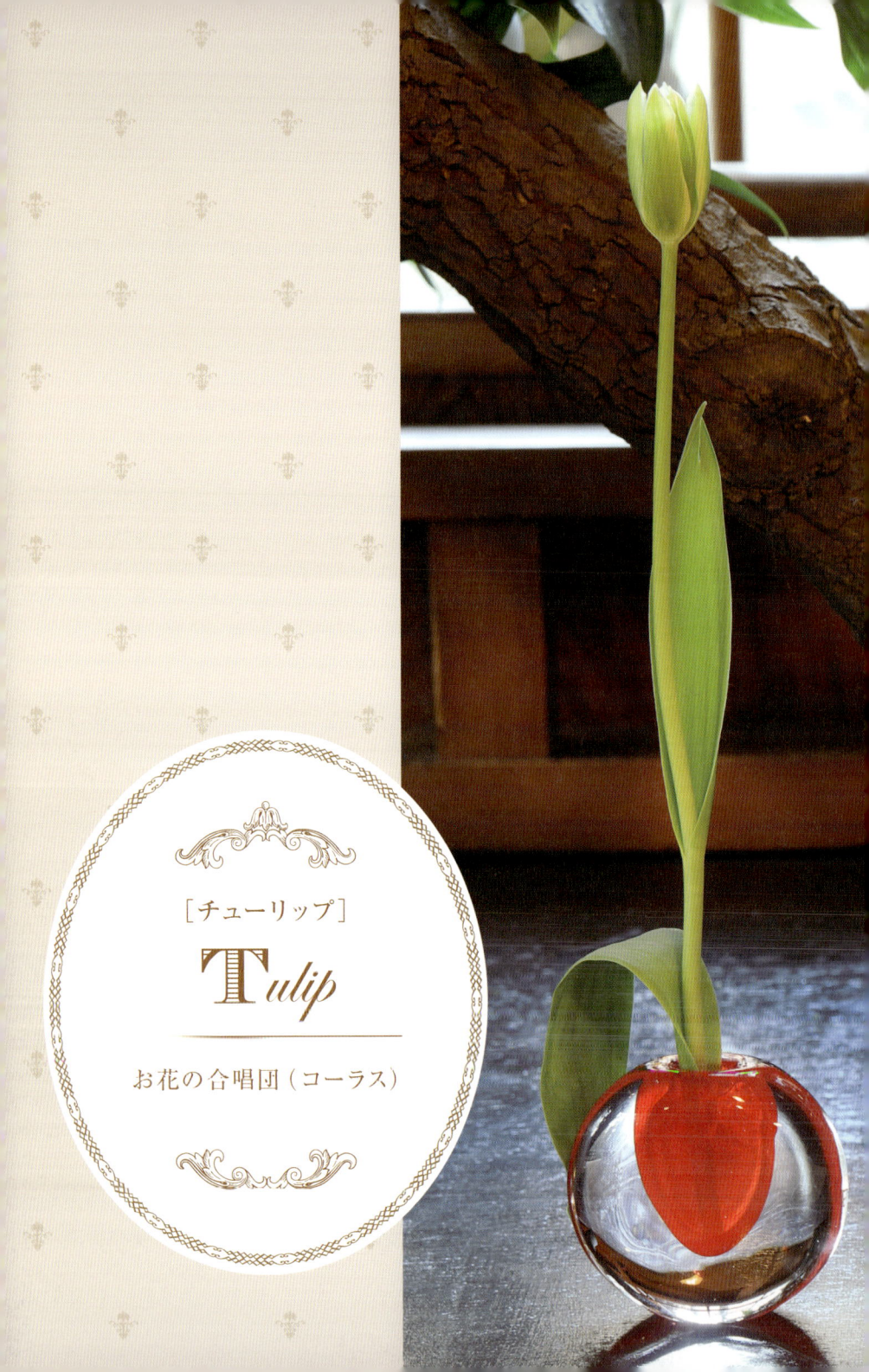

[チューリップ]

Tulip

お花の合唱団（コーラス）

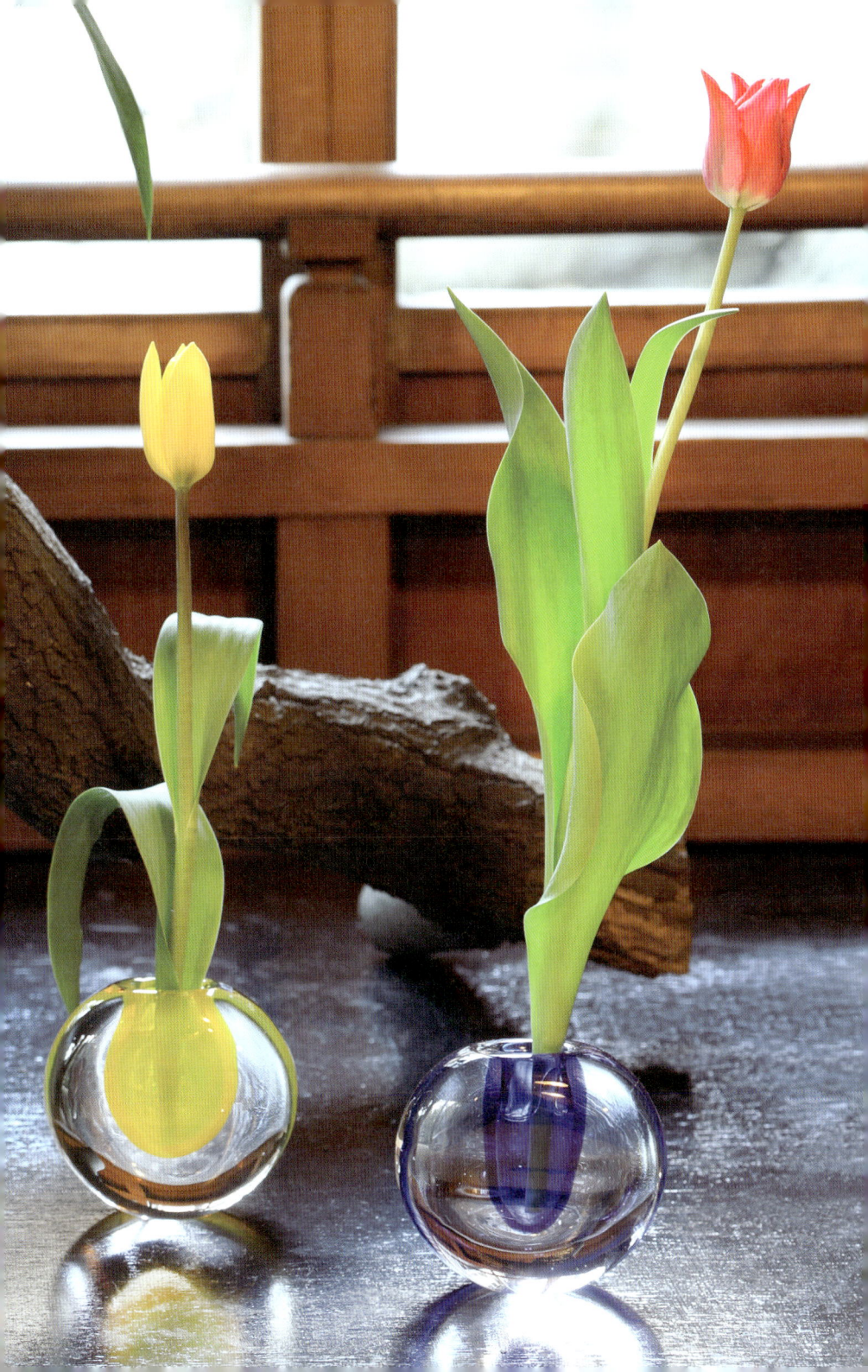

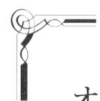

オランダのチューリップ大使に任命！

　チューリップはとてもご縁のあるお花で、オランダのチューリップ大使に任命されたり、日本でのチューリップの一大産地である新潟の歴史的建築物で行った個展では、実にたくさんのお客様にご来場いただき、本当にありがたい限りでした。

　そして、なんと昨年2014年には、チューリップのデザインがとても素敵なターキッシュエアラインズさんにお世話になり、チューリップの原産国であるトルコの首都アンカラとイスタンブールで華道のデモンストレーションをして参りました‼　富山県の砺波市とトルコのヤロワ市は、チューリップをご縁とした姉妹都市だそうです。

　オスマン帝国期の1718〜1730年まではイスタンブールでも盛んに生産されていて、その頃のことを現在の共和国時代になってからチューリップ時代と呼んでいるそうです。現在のトルコではコンヤが一大生産地でチューリップ産業が盛んのようですが、16世紀後半から18世紀にかけてはイスタンブールで200種類ものチューリップが栽培されていたのだそうです。それらはヨーロッパ諸国にはない独自の品種だったそうですが、悲しいことに19世紀には絶滅してしまったのですって！

　トルコでは野生のチューリップを見ることができ、エルズルム県、ムシュ県に野生種が自生しているようです。

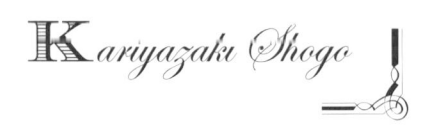

Kariyazaki Shogo

[チューリップ] Tulip

お花の合唱団（コーラス）

気持ちを落ち着かせイライラを抑え疲れ目に効く

　チューリップの香りは芳しいかというとちょっと違うのですが、その成分は中医学で気持ちを落ち着かせ、イライラを抑え、疲れ目によく作用するといわれています。中国では「郁金香」と呼ばれ、チューリップの香りがスパイスのウコンと似ているからそう呼ばれています。

　チューリップはトルコが原産といわれていますが、中国やチベットが本来の原産地との説もあり、古くは1300年前にはすでに中国の唐王朝の記録に残っており、恐らくシルクロードを経てトルコに辿り着いたのではないかといわれています。その後、ヨーロッパに伝来した時に間違ってトルコのチュルバン（ターバン）と伝えられたことにより、チューリップといわれるようになったとされています。

　観賞用のチューリップは毒性があるので生薬としては使いませんが、たくさんある種類のうち、オランダでは毒性のないチューリップを栽培して食用化しようと試みているようです。また、ある種類のチューリップにはコラーゲン増強作用が見られることが発見され、現在化粧品の材料としても注目されています。

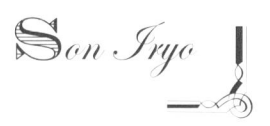

Son Iryo

Rapeseed blossom ［菜の花］

日本の原風景

日本の原風景を思い起こさせてくれる

　食べて良し、眺めて良しの菜の花は、3月〜6月中旬頃に咲くアブラナ科の植物で、私にとっての良き日本の原風景を思い起こさせてくれるお花です。「なたね」や「アブラ菜」と呼ばれることもあり、実際にはアブラナ属の花はどれも黄色で似ていることから、全て「菜の花」と呼ばれる傾向があります。実際には油を採るためのものと野菜として食すものと二種類に分けられるそうです。

　菜の花は、春を告げるエネルギーが伝わって来るような元気な黄色と、寒くて暗くて沈んでしまっていた冬の心に軽快なノックをしてくるかのような葉の黄緑色が鮮やかです。里では真っ黄色な菜の花の絨毯が広がり、それはそれは自然の雄大さを感じさせてくれます。ちょうど桜の咲く頃には、桜のピンク色と菜の花の黄色が見事なコンビネーションを醸し出し、幻想的な世界へと誘ってくれる景色はただただ圧巻としか言いようがありません。

　私は春らしさや日本人の心に訴えかけたいようなテーマの際に菜の花を選びます。もちろん、自分自身に「春が来たよ！」と告げる目的としても使っています。このお花に触れていると本当に前向きな気持ちになり、明るい未来が浮かんでくるようです。

Kariyazaki Shogo

元祖スーパーフード

　春の代名詞のような菜の花畑は、まるで黄色の絨毯のようです。光の当たり加減によっては、金色にきらきら輝いて、とても豊穣感があります。ビタミンCやミネラルがたっぷりの春野菜としても知られています。

　アンチエイジングを始め、美容にもとても効果があります。そもそも菜の花の「菜」の字は食用であることを意味しています。最近では食べられる花として市場に出回っているエディブルフラワーが注目の的ですが、食べられる花の元祖といえばこの花です。

　菜の花は足が早いので、すぐに食さなくてはならないことで知られています。冬眠して縮こまっていた動物が目覚めたかのごとく、私たちの身体にも活力や気力を与えてくれるのです。

　そんなパワーフードでもあるのですが、お部屋に飾ることにより菜の花の芳しい香りが鼻孔をくすぐり、脾臓をノックして寝ぼけていた臓器を「春ですよ！」と起こしてくれるのです。よって、利尿作用も活発になり、解毒作用が良く働くことになります。その他、解熱や止血、高血圧の緩和にも役に立ちます。じんましんでお悩みの際は全草を煎じると良いでしょう。

Son Iryo

Narcissus [水仙]

清らかな花

美しい少年のような清らかなお花

　スペインなどを原産とする、ヒガンバナ科の冬から早春の頃に咲くお花です。すっとした佇まいには、全く無駄な贅肉のない美しい少年のごとき清々しさが感じられます。

　ナルシストの語源になったギリシャ神話のナルキッソスはあまりにも有名な話ですね。ナルキッソスは、水鏡に映った自分自身に恋してしまいますが、その水鏡に映った自分の姿はナルキッソスの想いに決して応えることはなく、彼はそのまま憔悴して死んでしまいます。そして、その身体は水辺でうつむきがちに咲く水仙に変わったというお話です。だからこそ水仙は水辺であたかも自分の姿を覗き込むかのように咲くのだそうです。

　センチメンタルな神話がついてまわる水仙は、いけばな的には少年っぽいお花だけあって、とても素直で使い勝手の良いお花といえるでしょう。特徴のある葉にはワイヤーを芯に沿って通すとあれこれと色々な形にすることができますし、また丈夫で日持ちもしますから、私のお教室では春を告げるお花として教材によく登場します。

　生徒さんたちがワイヤーを使ったり、様々な工夫を凝らしてどんな世界を表現してくれるのかを見るのは、今では私の楽しみのひとつとなっています。

Kariyazaki Shogo

芳香成分が心と身体に働きかけ鎮静化

　心臓疾患のある方は興奮しては障りますので、常に平穏を心がけなくてはなりません。そんな時にはこの水仙の芳香成分が効果的です。素晴らしい鎮静作用をもって心と身体に働きかけてくれるのです。発作を予防して穏やかにリラックスすることができます。

　越前海岸に野生の水仙が群生しているからなのか、福井県の県花だそうですが、もともとは地中海沿岸地域のスペイン、ポルトガル、北アフリカあたりの一部におよそ30種類ほどの原種があることで知られています。日本には中国を経由して伝わって来たといわれています。

　水仙という名前は、中国の古典にある「仙人は、天にあるを天仙、地にあるを地仙、水にあるを水仙」から名付けられた中国語の「水仙華」を素直に日本語の読み方にしたようです。中国では水が豊かな水辺の近くを好むことからこの名前が付いたと思われます。

　水仙には毒成分が含まれており、摂取すると嘔吐、胃腸炎、下痢、呼吸不全、頭痛、中枢神経痙攣などの症状が現れます。また、樹液に触れると皮膚炎にもなります。水仙茶などのややこしい名前のお茶もありますから、間違えて口にしないように用心が必要です。

Son Iryo

Peach blossom [桃]

節句

妹の桃の節句が羨ましかった少年時代

　桃はバラ科モモ属の春を代表するお花で、食用の実のなる桃はモモ属、いけばなに使う観賞用の桃はサクラ属で詳しくは「花桃」と呼びます。

　私は小さい頃からお雛様を飾る女の子の節句が大好きで、男の子の節句である5月5日には一度も心が躍ったことがありませんでした。だって金太郎さんですよ。裸に赤いはらまきの布切れだけの金太郎は元気の代名詞で逞しく育つようにと親の願いが込められているのかもしれないですが、私はずっと妹の節句の方が楽しくて、こんな素敵なお祝いごとをしてもらえる妹がとても羨ましかったのを覚えています。

　だってとても優雅でしょう？　十二単のお雛様に五人の囃子、しかも3人の官女がいて、まさしく平安貴族の世界ですよ。雛あられや菱餅も、なんて綺麗なのだろうと少年ながらに感じたものです。雛飾りには、雅な宮廷文化が凝縮されていて、お城マニアだった私にはとても魅惑的な小宇宙のように感じられました。

　そんな私が心奪われてしまったこのお節句に欠かせないのが桃の花です。ピンク色が可愛いこのお花は、水分が足りないと蕾が開かないのです。だからしっかりと水切りと水あげをすることが大切です。私は凛としたこの桃の花も好きですが香りや果物も大好きなのです。

Kariyazaki Shogo

気持ちを和らげてストレスを緩和

　女の子の健やかな成長を祈る「桃の節句」。もともとは中国の上巳節（川で身を清め不浄を祓った後に宴をする）が起源ともいわれていますが、平安時代に貴族の間で紙人形を自身の身代わりとして邪気を祓い川に流す遊びが流行ったそうです。始まりは流し雛でしたが、江戸時代に入り大名家を中心に現在のような段々飾りが流行りだしました。

　中国においては、桃の花には邪気を祓う力があると信じられていますし、日本の神話でも悪神を追い払うのに桃の実が登場しますから、大切なわが子の節句にこの花を飾るようになったのでしょう。

　桃の花の芳香成分には気持ちが沈んで落ち込んでいる時やイライラして気持ちの治まりが悪い時など、気持ちを和らげてストレスなどを緩和してくれる力があります。

　さらに「桃仁」という桃の種には様々な薬効が知られています。鎮痛や消炎を目的として血のめぐりを良くする作用に優れていますから、肩こりとそれに伴う頭痛、脳梗塞予防や高血圧、便秘などにも効果が見られます。また婦人病の生薬としても非常に高い働きをします。更年期障害や生理痛、生理不順など女性特有の悩みの症状を緩和することで知られています。ただし効果が期待できるぶん副作用も大きいので、使用の際には注意が必要です。

Son Iryo

Plum blossom ［梅］

母なる梅

梅の季節になると思い出す母のこと

　梅はバラ科サクラ属の冬から早春にかけて咲くお花です。

　私が少年時代に住んでいた家の玄関の横には梅の木が植えてありました。我が家では料理上手の母がその梅の実を使ってせっせと丹精込めて梅酒や梅干しを作ってくれたものですから、梅の季節になると手塩にかけて料理を作ってくれた母のことを思い出します。

　暦の上では春といえども、まだまだ寒い冬の時季に、かじかんだ手に息をかけて温めながら縮こまるように学校から帰って来ると、玄関前は梅の甘い香りがしたものです。なんだか冬の寒さに凍えている自分を応援してくれているかのような風流なお迎えに、とても心が安らぎを覚えて気持ちが明るくなるようでした。

　花は芳香成分と凛としたその姿で楽しませてくれて、実は食用として口福を与えてくれるので、とても役に立つお花だなと子供ながらに感じていたものです。

　そんな梅ですが、いざ作品として制作するとなると年々枝ぶりの良いものは減りつつあり本当に悲しく思います。

Kariyazaki Shogo

精神不安定から来るイライラ感に効果あり

　中国では伝統的な生薬のひとつであり、主に実をよく使います。中医学では、精神不安定から来るイライラ感に効果があるといわれています。ドライマウス状態で唾液が足りないことによる喉の渇きにも効果を発揮します。

　日本では吉祥や慶事といったおめでたい祝いの時の花として名高く、天神様や天満宮でおなじみの菅原家ゆかりの意匠として知られています。また、松竹梅などとランクを表す事柄に使われておりますが、もともとは中国の『歳寒三友』（宋代から始まった画題のひとつで松竹梅のこと）から来たもので、本家中国では梅蘭竹菊の順に表記されています。

　梅の種類は大変多く500種類以上あるといわれていますが、中国では紀元前より調味料として使用されていました。また、それだけでなく花の姿形も古来より慣れ親しまれ、画家はその凛とした姿を描き、詩人は詩を詠んで楽しんだものでした。また、昔から「桜切る馬鹿、梅切らぬ馬鹿」といわれるように、枝を切らなければ梅は枝を張って旺盛に成長してしまう、縁起の良い花です。

Son Iryo

Poppy [ポピー]

はかなさ

風にそよぐ姿はとても軽やか

　ポピーはヨーロッパ原産のケシ科の植物で、約150種が世界に分布しています。日本では20本ほどの束が比較的リーズナブルな価格で販売されていますが、花自体はとても繊細なので長期間楽しむ切り花としては向いていないかもしれません。

　でも園芸という観点から見てみるととても好きなお花です。原色の赤とか黄色とか白がいいですね。春になり、茎がすっと地面から伸びて繊細で色鮮やかな花が咲いていたりするのを見つけると元気が出てきます。

　毛の生えた豆のような蕾からとてもカラフルなティッシュフラワーのようなくしゃくしゃな花びらが出てきて、それが広がって花になっていく様子が子供の頃からとっても不思議な現象に思えて、まるでさなぎが蝶になるかのごとくの変化に感じられたものでした。

　花弁が薄くて繊細なので、とてもはかない印象を持っていますが、風にそよぐ姿がとても軽やかで素敵なお花です。

Kariyazaki Shogo

白の花は咳を和らげ、黄色の花は胃腸不良を緩和

　白色の花は咳を和らげ、黄色の花は胃腸不良を緩和します。日本語では「ひなげし」また「虞美人草」とも呼ばれるポピーは、カラフルな色がたくさんあり、色の選択にも楽しみがあります。耐寒性のある花で、日本には桃山時代頃に中国を経由して伝わったといわれ、ヨーロッパあたりが原産地とされています。

　ある品種のものは、アヘンの原料としても有名ですが、アヘンとは何かご存知でしょうか？アヘンは喫煙することによって麻酔作用と快楽を得られる、今でいう麻薬のこと。花が枯れた後のまだ熟しきらない若い果実に傷をつけた際に出る液を、乾燥させ固めたものが生アヘンです。

　また、モルヒネの原料でもあり、鎮痛効果が高く医薬原料として非常に重要な役割をするものでもありますが、麻薬原料でもあるため栽培は厳しく、法律の下に管理され、一般ではその品種は栽培ができません。

　この果実の液はエジプトやメソポタミアでは、痛み止めとして利用されてきましたし、ギリシャではオピオンと呼ばれ、鎮痛作用を利用した湿布としても使われていたり、不眠症の治療にも用いられていたようです。

Son Iryo

Sweet pea ［スイートピー］

Cheerful flower

他のお花とも相性が良く、春には欠かせないお花

　春を代表するマメ科の花のひとつとして、世界中でとても愛されているお花です。花びらがまるでフリルのようにウェーブしているので、その乙女心をくすぐる容姿と色彩が、花言葉にある「想い出」、「門出」として表現されています。あの有名な「赤いスイートピー」の歌詞にも出てくるような、甘く切ない想いがこのスイートピーのイメージとマッチして連想されてきますね。

　スイートピーは種から簡単に育てることができるので、少年時の私はずいぶんと楽しませてもらいました。イタリアはシシリー島あたりが原産地のようですが、色がとても豊富で、また他のお花とも相性が良いので春には欠かせないお花として重宝しています。

　イギリスのエドワード7世の妃アレクサンドラ王妃もスイートピーをこよなく愛していたそうで、祝いの場では必ず装飾としてスイートピーがふんだんに用いられ、エドワード朝を象徴するお花だったそうです。

　ファンシーで可憐な色合いやイキイキとした雰囲気が、まるでスポーツの試合を応援するチアリーダーのようだったり、また可愛い雑貨屋さんから元気に飛び出してきた、毎日が楽しくて仕方ない少女のようなイメージを思わせる、そんなお花でもあります。

Kariyazaki Shogo

耳鳴りなどの症状に悩まされている方に

　スイートピーは、中医学では腎陰虚の症状の中の、耳に関係する症状を和らげると考えられています。腎は耳を司ると中医学ではいい、腎の気が廻らなくなると、腰痛や疲労などの腎虚の特徴が出ますが、耳鳴りや難聴にも腎は大きく関りがあります。耳鳴りなどの症状に悩まされている方は、ぜひともスイートピーの花をお部屋に飾ってみて下さい。ふわっとしたスイートな香りに包まれて、いつの間にかゆったりとした気分で気持ち良く過ごすことができるでしょう。

　特に紫色のスイートピーの芳香成分と花の色が腎陰虚を補ってくれると考えていますので、このような症状が気になる方は、積極的に紫色のスイートピーをお部屋に飾ってみて下さい。

　現在、中国では北中国などの山東省、河南省、陝西省、甘粛省や他の地方でごくわずかですが栽培がされています。しかし、本来豆科であり「スイート（甘い）ピー（豆）」と名付けられている植物なのですが、香りがスイートという意味で、茎や鞘、種子には毒性があり、特に毒性アミノ酸を含み、摂取すると頸椎麻痺などの症状が現れますので、食用としてはいけません。

Son Iryo

Flower therapy All times and places

古今東西のフラワーセラピー

ドイツやフランスではメディカル・アロマとして飲用

　中国では、明の時代の医師・李時珍(りじちん)が27年の歳月をかけて800種ほどの文献をまとめた薬学書『本草網目(ほんぞうこうもく)』があり、後の日本漢方にも大きな影響を与えています。実に長い歴史に裏付けされた療法であります。

　香枕（シャンシン）と呼ばれるものが中国にはありまして、その名の通り乾燥した花びらを枕に入れて使います。ほのかな香りに癒されて安眠効果があり、頭痛や血圧調整にも効能があるとされ、主に菊やスイカズラを使用しますが、バラなども素敵な夢を見ることができそうです。

　小説『三国志演義(さんごくしえんぎ)』にも登場する薬学、鍼灸に類い稀な才能を持ち高く医徳を積んだ華陀(かだ)によると、肺結核や下痢などの症状に悩まされる人にはリラや檀香などの香料を布で包み香嚢（シャンナン）、いわゆる匂い袋を作り、それを身につけて、不安になった時などに匂いを嗅いで心を落ち着かせるために使いました。

　日本ではお守りといえばお札が中に納められていますが、中国ではこのように身体に働きかける香をお守りとして持ったのです。

　他には香袋があり、こちらは八角や胡椒、パクチーといった漢方材料のスパイスを詰めたもので、これも匂いを嗅いでリラックスのため

に使いました。

　西洋では修道院を中心に薬草の研究が盛んになり、最も知られているのは、ヒルデガルド・フォン・ビンゲンです。ヒルデガルドは、とても神秘的で不思議な能力を持つといわれた中世ドイツの修道院長で、神からの啓示により薬草をブレンドしたり音楽を作曲したりしたという逸話があります。ビールの製法としてホップを使うことを最初に発見した人として知られています。

　現在でもお膝元のドイツでは代替医療がとても盛んで、現代医学で治療中の病人でもハーブ由来の療法を積極的に取り込んでいます。アロマというと癒し系の印象を抱かれる方が多いと思いますが、ドイツやフランスではメディカル・アロマといわれ、専門家の指導のもと適量を飲用します。

　また英国ではエドワード・バッチ博士が花の波動を砂糖水に転写して、やはり専門家のカウンセリングのもとに適切なレメディを飲用することにより心の平穏を保つことができるといわれております。英国では普通に薬局で販売されていて専門のカウンセラーが相談にのり、適切なレメディを提案してくれますが、他の療法に比べてみるとエビデンスとして確立されていないところが大きく、信憑性においては弱いところがあるのが現在の現実でもあります。

　単なるプラセボ効果であるという声がある一方で、良いカウンセラーのもとで処方されたものを飲用し問題をクリアすることができたという現実もあります。英国のキャサリン妃はレスキューレメディを愛用されているようです。

特別寄稿

花の生理的
リラックス効果

千葉大学環境健康フィールド科学センター
宮崎良文、宋チョロン、池井晴美

　現代のストレス社会に生きる我々の体は、自然対応用にできています。人間は人間になって600〜700万年が経過しますが、その99.99％以上を自然の中で過ごしてきたからです。加えて、ここ30年ほどのコンピュータの普及を始めとした急速な人工化は、さらなるストレス状態を生み出しています。

　そのような状況を受け、今、最も身近な「自然素材」である花に大きな期待が寄せられ、科学的データが、ここ数年、やっと提出されはじめました。これらの生理・科学的データのほとんどは、農林水産省からの研究助成を受けて、我々の研究室から発信したものです。以下に、その概要を記します。

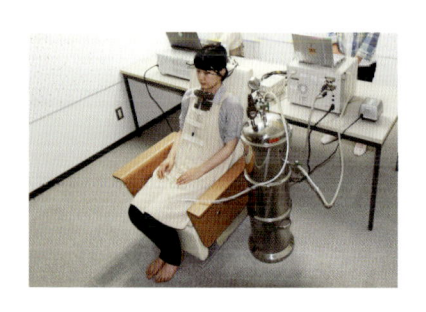

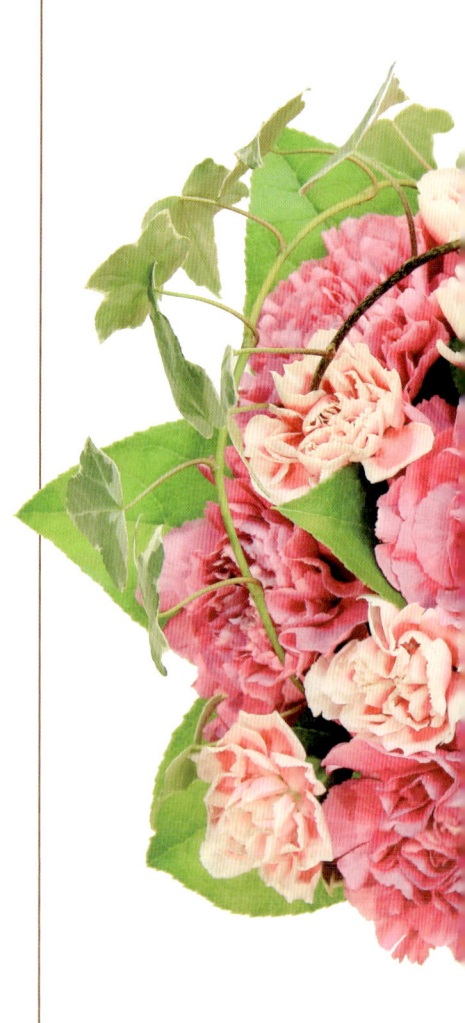

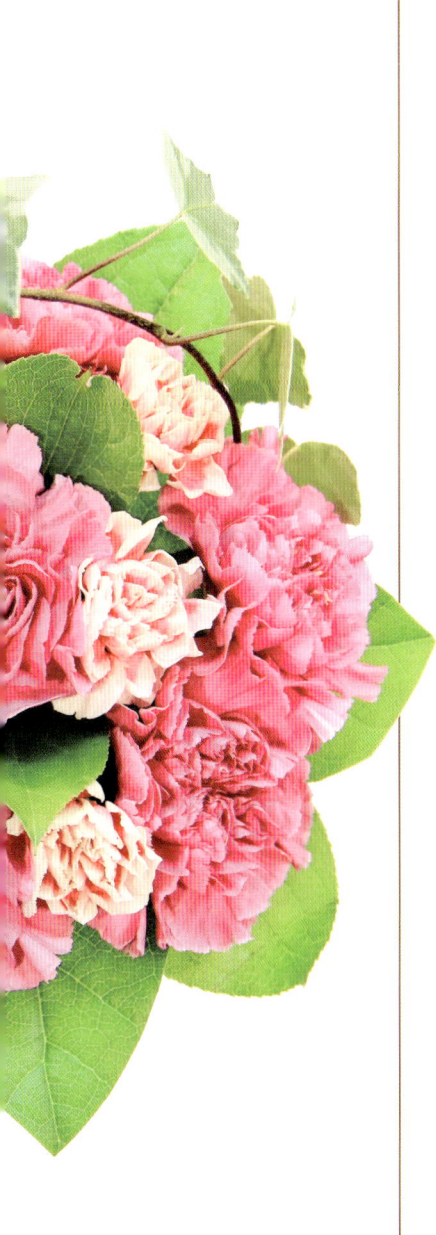

1……… 花の香りを嗅いだ時

　最初に最も馴染み深いバラの香りのリラックス効果を調べてみました。「近赤外分光法」と呼ばれる光を使った脳前頭前野（額部分）計測と「心拍変動性」と呼ばれる自律神経活動計測を用いました（写真1）。バラはルージュ・ロワイヤルとし、香りの強さは「弱いにおい」程度とし、女子大生を被験者として、90秒間嗅いでもらいました。

　その結果、安らいだ時に高まる副交感神経活動が上昇し、バラの香りによって、体がリラックスすることがわかりました。バラ精油でも、同様の結果を示し、加えて、脳前頭前野活動も鎮静化し、体全体が生理的にリラックスしました。

2……… 花を見た時

　ピンクのバラ生花を見た場合の生理的リラックス効果を高校生、医療従事者、オフィスワーカーの114名を対象として調べました。フラワーアレンジメントを念頭におき、30本、長さは40cm、目までの距離は約40cmとしました。この状態で4分間、見てもらったところ、リラックス時に高まる副交感神経活動が上昇し、ストレス時に高まる交感神経活動が低下しました。バラを見るだけで、体はリラックスするのです。パンジーや観葉植物（ドラセナ）でも同じ効果がありました。

　上記したように華道で日常的に使われている花によって、生理的に体がリラックスすることがわかりました。これは日本発・世界初の知見です。今後、経験的に知られてきた花の効果が科学的に解明されることにより、「花のチカラ」が見直されると思われます。

おわりに

　世の中には素晴らしいものはたくさんありますが、自然界が私たちに贈って下さった花のエネルギーほど慈愛に満ちたものはないのではないかと私は思っています。

　考えてみて下さい。重力に逆らって上へ上へと伸びる植物はすごいパワーを持っています。人類が誕生する遥か昔から地球上に植物は誕生し、寡黙で、何ひとつ不平不満をもらさず、過酷な環境に耐えてきた適応力とそのエネルギーには凄まじいものがあると思うのです。

　美しく咲き誇り、私たちの心や目、鼻を満足させた後は潔く散っていく。考えただけで美しくてカッコ良い。

　そんな花とかれこれ30年以上、私は一緒に活動してきました。今回この本を出版するにあたり、花の持つ新たな魅力をぜひとも読者のみなさまにお知らせしなければ！　と強く奮い立たせられ、飾るだけではない新たな花の一面も含めて、より一層楽しんでいただければ次の新しい扉が開くのではないかと心躍らせています。

　今後は、私のお教室でもフラワーセラピーの講座開設やフラワーセラピーをベースにしたレストランやエステサロンなどのいけ込みにも積極的に関わっていきたいと考えております。準備が整い次第ホームページ上でご案内させていただきますが、このことがきっかけとなって、よりたくさんの素敵な方々が花の素晴らしさに目覚めてくれると私はとても幸せです。

假屋崎省吾

===== 参考までにご案内 =====

●心の強ばりにフラワーレメディ
バッチフラワーのお店
東京都渋谷区神宮前4-24-23
TEL：03-5411-7875
レメディを深く知りたい方には定期的にセミナーを開催しているのでお問い合わせ下さい。店舗では簡単なカウンセリングや植物カードを使ってのお薦めレメディを提案して下さいます。また不定期ですが体の波動を計り、最も必要なレメディを的確に知るイベントも開催されております。

●身体のプチ不調をメンテナンス。エルボストリの流れを汲むハーブティ各種
マリー・ドゥ・マゼ
東京都世田谷区上野毛1-3-24 KTハウスA-2
TEL：03-5760-6771
フランスでは、シャルルマーニュ（カール大帝）が8世紀頃に修道院で薬草を栽培するように命じ、その後はアンリ4世が治療を目的とした薬草学を発展させ、ルイ14世を始めとした歴代の国王によりお茶や軟膏として医学的に発展したのです。当時は、アロマセラピーが医療として認められ、医者が指導しておりました。植物療法（フィトセラピー）の伝統があるフランスのオーガニック製品をこちらでは販売しています。

●メイドイン修道院の製品を集めたパリのお店
Comptoir des Abbayes（コントワール・デ・アベイ）
23 Rue des Petits Champs, 75001 Paris France
TEL：+33-(0)1-4296-1124
メイドイン修道院ばかりを集めた個性的なお店がパリにあります。本書でもご紹介したエメラルド水、ハーブ由来の万能リキュール、シャルトリューズのエリクシール（フランス語で霊薬、万能薬の意味）の他、はちみつや精油なども取り扱っています。

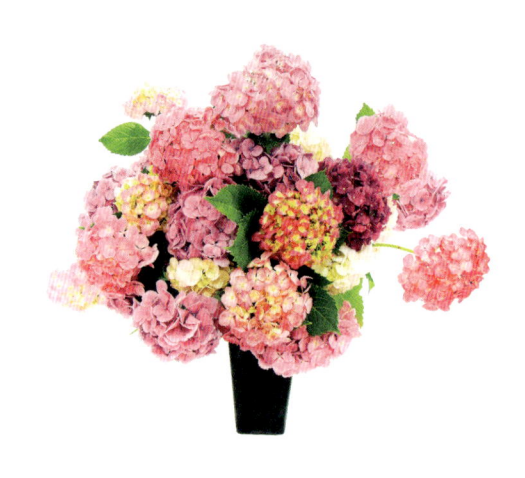

心も体も健康になって、運気も上がる！
メディカル・フラワーセラピー

著者　假屋崎省吾／孫維良

2015年10月10日　初版発行

発行者　磐崎文彰
発行所　株式会社かざひの文庫
　　　　〒110-0002　東京都台東区上野桜木2-16-21
　　　　電話／FAX　03(6322)3231
　　　　e-mail : company@kazahinobunko.com
　　　　http://www.kazahinobunko.com

発売元　太陽出版
　　　　〒113-0033　東京都文京区本郷4-1-14
　　　　電話　03(3814)0471　FAX　03(3814)2366
　　　　e-mail : info@taiyoshuppan.net
　　　　http://www.taiyoshuppan.net

印刷　シナノパブリッシングプレス
製本　井上製本所

撮影　高橋福生（假屋崎邸内写真）
装丁　BLUE DESIGN COMPANY
編集協力　正木聖美

©SHOGO KARIYAZAKI, IRYO SON 2015. Printed in JAPAN
ISBN978-4-88469-854-6